Sendlhofer
Patientensicherheit gewährleisten

BLEIBEN SIE AUF DEM LAUFENDEN!

Hanser Newsletter informieren Sie regelmäßig über neue Bücher und Termine aus den verschiedenen Bereichen der Technik. Profitieren Sie auch von Gewinnspielen und exklusiven Leseproben. Gleich anmelden unter
www.hanser-fachbuch.de/newsletter

Gerald Sendlhofer

Patientensicherheit gewährleisten

Der Wegweiser für Prävention und Verbesserung

HANSER

Der Autor:
Gerald Sendlhofer, Graz

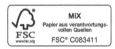

Bibliografische Information der Deutschen Nationalbibliothek:

Die Deutsche Nationalbibliothek verzeichnet diese Publikation in der Deutschen Nationalbibliografie; detaillierte bibliografische Daten sind im Internet über <http://dnb.d-nb.de/> abrufbar.

Print-ISBN   978-3-446-45878-9
E-Book-ISBN 978-3-446-46667-8
ePub-ISBN   978-3-446-46733-0

Die Wiedergabe von Gebrauchsnamen, Handelsnamen, Warenbezeichnungen usw. in diesem Werk berechtigt auch ohne besondere Kennzeichnung nicht zu der Annahme, dass solche Namen im Sinne der Warenzeichen- und Markenschutzgesetzgebung als frei zu betrachten wären und daher von jedermann benutzt werden dürften.

Alle in diesem Buch enthaltenen Verfahren bzw. Daten wurden nach bestem Wissen dargestellt. Dennoch sind Fehler nicht ganz auszuschließen.

Aus diesem Grund sind die in diesem Buch enthaltenen Darstellungen und Daten mit keiner Verpflichtung oder Garantie irgendeiner Art verbunden. Autoren und Verlag übernehmen infolgedessen keine Verantwortung und werden keine daraus folgende oder sonstige Haftung übernehmen, die auf irgendeine Art aus der Benutzung dieser Darstellungen oder Daten oder Teilen davon entsteht.

Dieses Werk ist urheberrechtlich geschützt.

Alle Rechte, auch die der Übersetzung, des Nachdruckes und der Vervielfältigung des Buches oder Teilen daraus, vorbehalten. Kein Teil des Werkes darf ohne schriftliche Einwilligung des Verlages in irgendeiner Form (Fotokopie, Mikrofilm oder einem anderen Verfahren), auch nicht für Zwecke der Unterrichtsgestaltung – mit Ausnahme der in den §§ 53, 54 URG genannten Sonderfälle –, reproduziert oder unter Verwendung elektronischer Systeme verarbeitet, vervielfältigt oder verbreitet werden.

Die Rechte aller Grafiken und Bilder liegen bei den Autoren.

© 2020 Carl Hanser Verlag GmbH & Co. KG, München
www.hanser-fachbuch.de
Lektorat: Lisa Hoffmann-Bäuml
Herstellung: Carolin Benedix
Satz: Kösel Media GmbH, Krugzell
Coverrealisation: Max Kostopoulos
Titelmotiv: © shutterstock.com/Sunset Paper
Druck und Bindung: CPI books GmbH, Leck
Printed in Germany

Vorwort

Behandlungsfehler gehören zu den Top-Risiken im Gesundheitswesen! Möchte man die Zahlen an Todesfällen aufgrund eines Fehlers im Bereich der Krankenversorgung an Hand eines Beispiels aus der Luftfahrt veranschaulichen, so würde das bedeuten, dass – alleine in den USA gemäß den Zahlen aus 2016 – täglich ein bis zwei vollbesetzte Großraumflugzeuge abstürzen.

Patientensicherheit muss im Interesse eines jeden Mitarbeiters im Gesundheitsbereich sein, denn wenn der Patient sicher ist, ist auch der Mitarbeiter auf der sicheren Seite. Es ist Aufgabe der Organisation dafür die entsprechenden Rahmenbedingungen zu schaffen und die Mitarbeiter vor Ort entsprechend zu unterstützen. Patientensicherheit darf nicht nur ein Schlagwort sein, es muss gelebt und regelmäßig weiterentwickelt werden.

Dieses Buch soll wachrütteln, aufzeigen und motivieren, Maßnahmen zur Steigerung der Patientensicherheit in die eigene Organisation zu integrieren.

Was sind die Top-Risiken im Gesundheitswesen? Welche Instrumente oder Maßnahmen eignen sich, um die Risiken bestmöglich zu vermeiden? Wie lässt sich die Patientensicherheit nachhaltig verbessern und kontinuierlich weiterentwickeln? Das sind die zentralen Fragen, die dieses Werk beantwortet.

Viele Beispiele und konkrete Tipps, wie man Patientensicherheit steuern und lenken kann, erleichtern dabei den Transfer in die eigene Praxis. Die dargelegten Beispiele und Instrumente zur Erhöhung der Patientensicherheit kosten in der Anwendung oft nicht viel Zeit, helfen aber Fehler zu reduzieren.

Nutzen Sie dieses Werk – zum Wohle der Patienten und zu Ihrer Sicherheit! Viel Erfolg bei der Umsetzung.

Graz, Sommer 2020 *Gerald Sendlhofer*

Inhalt

Vorwort V

1 Patientensicherheit geht uns alle an 1
   1.1   Einführung 2
   1.2   Entwicklung der Patientensicherheit 5

2 Der Behandlungsfehler 7
   2.1   Komplikation versus Behandlungsfehler 10
   2.2   Fehlerarten 13

3 Strategien zur Fehlervermeidung 17
   3.1   World Health Organisation (WHO) 17
   3.2   Europäische Union 18
   3.3   Patientensicherheitsstrategie 19
   3.4   Vorgaben und Normen 22
   3.5   Interne Strategie 24

4 Feedbackkultur 27
   4.1   Mitarbeiterorientierung 29
          4.1.1   Speak up 29
          4.1.2   Patientensicherheitskultur 32
          4.1.3   Critical Incident Reporting System (CIRS) 34
   4.2   Patientenorientierung 37
          4.2.1   Zufriedenheitsbefragung 37
          4.2.2   Smiley Terminal 38
          4.2.3   Fokusgruppen 41
          4.2.4   Beschwerde- und Schadenmanagement 43

5	**Top-Risiken im Gesundheitswesen**		**45**
	5.1	Medikationsfehler	45
		5.1.1 Einkauf und Logistik	47
		5.1.2 Erstanordnung, Weiterverordnung und Vorbereitung von Medikamenten	49
		5.1.3 Austeilen bzw. Verabreichung von Medikamenten	53
		5.1.4 Weiterverordnung von Medikamenten für den poststationären Bereich	57
		5.1.5 Einflussfaktoren	58
	5.2	Fehler bei der Patientenidentifikation	60
	5.3	Unzureichende Händehygiene	65
	5.4	Eingriffsfehler	69
		5.4.1 OP-Checkliste	69
		5.4.2 Mögliche Szenarien	74
	5.5	Kommunikationsfehler	76
	5.6	Aufklärungsfehler	80
		5.6.1 Aufklärungsformular	81
		5.6.2 Mögliche Szenarien	81
	5.7	Mögliche Risiken	84
		5.7.1 Verwechslung von laparoskopischen Instrumentarien	85
		5.7.2 Umgang mit kritischen Befunden	85
		5.7.3 Herstellung von Lösungen	86
		5.7.4 Verbrennungen im Mund-Rachen-Raum	88
		5.7.5 Fehlende Schulungsdokumentation von Medizinprodukten	89
		5.7.6 Unzureichendes Schmerzmanagement	90
		5.7.7 Risiken bei der Entlassung	91
6	**Erhöhung der Patientensicherheit**		**95**
	6.1	Morbiditäts- und Mortalitätskonferenz	95
		6.1.1 Was bringt eine M&M-Konferenz?	96
		6.1.2 Einführung einer M&M-Konferenz	96
		6.1.3 Welche Themen eignen sich für eine M&M-Konferenz?	97
		6.1.4 Fallvorbereitung	97
		6.1.5 Was gilt es bei einer M&M-Konferenz zu bedenken?	98
		6.1.6 Nachhaltigkeit	99
		6.1.7 Checkliste für eine M&M-Konferenz	100
	6.2	Patient Empowerment	102

	6.3	Methoden zur Überprüfung der Patientensicherheit	105
		6.3.1 Audit	105
		6.3.2 Rahmenbedingungen	105
		6.3.3 Audit – aber wie?	107
		6.3.3.1 On-site-Audit – Beispiele	108
		6.3.3.2 Remote-Audit – Beispiele	114
	6.4	Register und Datenbanken	117
	6.5	Implementieren von Checklisten	118
		6.5.1 Wie informiert man Patienten über einen möglichen Fehler	118
		6.5.2 Weitere Checklisten	119
	6.6	Digitalisierung	120
7		Fazit	121

Literatur und Links 123

Index 131

Der Autor 135

1 Patientensicherheit geht uns alle an

Anbieter von Gesundheitsdiensten stellen die notwendige Versorgung für die Bevölkerung sicher. Wie wichtig es ist, diese auch in Krisenzeiten zu gewährleisten, zeigte die Corona-Pandemie. Vor allem Krankenhäuser stellen eine kritische Infrastruktur dar. Es wurden im Zuge der Pandemie zahlreiche Maßnahmen getroffen, um eine entsprechende Versorgung bestmöglich gewährleisten zu können. Mitarbeiter kritischer Infrastrukturen standen vor enormen Herausforderungen. Einerseits musste die Hilfe für jene Menschen sichergestellt werden, die von der Pandemie betroffen waren. Andererseits mussten sich die Mitarbeiter selbst schützen, um die notwendige Hilfe leisten zu können. Aber nicht nur Krankenhäuser, sondern auch Rettungsdienste, niedergelassene Ärzte, Apotheken und viele andere mehr waren in dieser Krisenzeit massiv gefordert. Daher gilt es einen großen Dank an alle auszusprechen, die während der Pandemie zusammengehalten und die Krisensituation gemeistert haben. Oft zeigen erst solche Krisen, wie gut oder schlecht ein Gesundheitssystem aufgestellt ist.

1.1 Einführung

Betrachtet man jedoch ein Krankenhaus oder den niedergelassenen Bereich abseits von Krisensituationen, so wird deutlich, dass leider auch Fehler auftreten können, die den Patienten Schaden zufügen. Generell gilt, wo Menschen arbeiten, können auch Fehler passieren. Das Begehen von Fehlern stellt eine menschliche Eigenschaft dar, welche einer gewissen Systematik folgt. Menschen lernen durch Erfahrungen und durch das Begehen von Fehlern. Dies führt aber auch dazu, dass man sich stetig weiterentwickelt, zumindest wenn man aus begangenen Fehlern seine Lehren zieht. Die menschlichen Faktoren für das Begehen von Fehlern umfassen meist Unaufmerksamkeit, Stress oder das Verfallen in Routinetätigkeiten ohne einer Reflexion. Unabhängig davon gilt es noch die weiteren Umfeldfaktoren zu betrachten, also die Gesamtheit der Prozesse, in der sich der Mensch bewegt. Ein Fehler entsteht durch das Zusammenspiel von menschlichen Faktoren mit dem Umfeld des Menschen. Gemäß Reason ist es daher notwendig, so viele Sicherheitsbarrieren in einen Prozess einzubauen (Schweizer Käsemodell), wie es eben notwendig erscheint, um das Eintreten eines Fehlers zu verhindern bzw. bestmöglich zu reduzieren (Reason 2000).

Seit Veröffentlichung des „To Err is Human"-Berichts durch das amerikanische Institute of Medicine (IOM) im Jahr 1999 erfuhren Themen wie medizinische Risiken, Fehler, Patientensicherheit und Behandlungsqualität zunehmendes Interesse. Der damalige IOM-Bericht basierte auf Studienergebnissen aus dem Jahr 1984, nach denen es in 3,7 von 100 stationären Aufnahmen zu behandlungsinduzierten Gesundheitsschäden kam. Ganze 69 Prozent der angeführten Fälle waren rein unerwünschte Ereignisse. Dazu konnten die Autoren zeigen, dass in den US-amerikanischen Krankenhäusern jährlich rund 44 000 bis 98 000 Menschen an vermeidbaren, unerwünschten Ereignissen versterben. Aktuelle Zahlen aus dem Jahr 2016 sprechen sogar von ca. 251 000 Patienten, die in Folge eines medizinischen Irrtums in einem Krankenhaus versterben. So zählt der Behandlungsfehler – neben Krebs- und Herzerkrankungen – in den USA zu der dritthäufigsten Todesursache im hospitalen Setting.

In jeder erdenklichen Situation können Fehler passieren, sei es bei der Herstellung von Produkten oder eben auch im Dienstleistungssektor. Obwohl Werkzeuge aus dem Qualitäts- und Risikomanagement teilweise oder umfassend vorhanden und implementiert sind, ist jedes menschliche Handeln geprägt von einstudierten, standardisierten Abläufen. Und gerade bei Routinetätigkeiten besteht oft die Gefahr, dass man einen Fehler begeht. In jedem Bereich entwickelt man sich jedoch auch weiter, sofern eine Rückkoppelung bzw. Reflexion zu eigenen Handlungsweisen gegeben ist. Zahlreiche Managementsysteme bieten daher Systematiken und Herangehensweisen an, um eine Organisation effizient, effektiv, sicher sowie mitarbeiter- und kundenorientiert auszurichten. Befolgt man diese Managementsystematiken mit ihren Regelkreisläufen, wie dem Plan-Do-Check-Act-Zyklus, kann eine Kultur entstehen, in der sich eine Organisation weiterentwickelt, indem die Kenntnis von Fehlern, Beschwerden, Reklamationen gepaart mit einem proaktiven Risiko- und Chancenmanagement genutzt wird (Moen 2009, Verfahren-KTQ 2019, Qualität auf einen Blick 2019).

Qualitätsmanagementsysteme geben den Rahmen für Patientensicherheit vor:
- International Organization for Standardization (ISO 9001, ISO 31000)
- European Foundation for Quality Management (EFQM)
- Kooperation für Transparenz und Qualität im Gesundheitswesen (KTQ)
- Joint Commission International (JCI)

Taucht man etwas tiefer in das Gesundheitswesen ein, werden einige Dinge offensichtlich. So wird beispielsweise den Studierenden, also den Mitarbeitern von morgen, das notwendige Wissen vermittelt, wie man sich im Bereich der Hygiene zu verhalten hat. Doch auch mehr als 150 Jahre nach Ignaz Semmelweis (1818–1865) ist das Thema Händehygiene nicht vollständig im Gesundheitswesen verankert (Hoffmann 2018). Fragt man Studierende nach den „5 Momenten der korrekten Händehygiene", werden sie mit großer Wahrscheinlichkeit die richtigen Antworten geben. Im Krankenhausalltag oder im niedergelassenen Bereich beobachtet man jedoch etwas anderes. Der Selbstschutz steht oft im Vordergrund und der Schutz des Patienten gerät in den Hintergrund (Pittet 2004). Man nimmt eher höhere nosokomiale Infektionsraten in Kauf oder nimmt diese gar nicht wahr, als dass man das Wissen, wie man zumindest einen Teil dieser Infektionen durch eine korrekt durchgeführte Händehygiene verhindern kann, anwendet. Aus diesem Anlass wurde unter anderem im deutschsprachigen Raum die Aktion „Saubere Hände" ins Leben gerufen, mit dem Ziel, das Hygieneverhalten nachhaltig zu verbessern. In Europa sterben ca. 37 000 Patienten aufgrund einer nosokomialen Infektion, also einer Infektion durch im Krankenhaus erworbene Keime. Ein Teil dieser nosokomialen Infektionen ist auf unsachgemäße Händehygiene zurückzuführen. Man spricht hier von ca. einem Drittel an vermeidbaren Fällen (ECDC 2020).

Wir haben gerade die erste Phase der Corona-Pandemie hinter uns gelassen und auch hier waren, wie bei jeder Viruserkrankung, unter anderem richtige Hygienemaßnahmen mit ausschlaggebend, um eine Eindämmung der Krankheit zu erreichen. Es bleibt abzuwarten, ob sich durch die Pandemie das Hygieneverhalten in der Bevölkerung und im Gesundheitsbereich grundlegend ändern wird.

Warum wird oft bereits vorhandenes Wissen nicht entsprechend angewendet? Ist es sozialer Druck, zu wenig Zeit, Hektik, Stress, Desinteresse oder Verfallen in Routineabläufe oder weil man es von Kollegen nicht anders kennen gelernt hat?

Patientensicherheit geht uns alle an! Selbst 150 Jahre nach Ignaz Semmelweis ist beispielsweise das Thema Händehygiene nicht hundertprozentig in den Köpfen der Experten im Gesundheitswesen angekommen!

Vor allem Krankenhäuser stellen komplexe Systeme dar, viele Prozesse müssen parallel gemanagt und abgestimmt sein, damit die Versorgung von Patienten gewährleistet ist. Neben Akutpatienten kommen auch weniger dringliche Patienten in eine Ambulanz, die sich selbst einweisen und die durchaus im niedergelassenen Bereich versorgt hätten werden können. Parallel dazu werden geplante Patienten aufgenommen, diagnostische Untersuchungen und Therapien koordiniert und durchgeführt. Um all diese Prozesse zu managen, bedarf es prozessorientierter Organisationsabläufe. Betrachtet man jedoch Prozesse vor Ort, erkennt man auch, dass Arbeitsabläufe oft doch nicht so reibungslos funktionieren. Es kommen laufend neue Untersuchungsmethoden dazu, die Abstimmung mit verwandten Fachdisziplinen wird zunehmend intensiver und verlangt daher ein Mehr an Abstimmung und Planung diverser Arbeitsschritte. Auch verändern sich über die Jahre die Patientenströme. Anpassungen von diversen Arbeitsschritten in komplexen Systemen sind jedoch nicht leicht umzusetzen und verlangen ein hohes Maß an Rücksicht bei allen involvierten Personen. Um Veränderungen bewerkstelligen zu können, braucht es eine gewisse Veränderungsbereitschaft – und diese ist nicht unbedingt immer gegeben!

In der Patientenversorgung sind auftretende Fehler häufig als Folge eines „Systemversagens" zu verstehen, d.h., in komplexen Systemen wie dem Gesundheitssystem dürfen Fehlhandlungen niemals isoliert, sondern immer nur im Kontext mit allen relevanten Einflussfaktoren betrachtet werden. Ähnlich ist es auch in der Luftfahrt, wo Flugsicherheit nicht nur vom Piloten, sondern auch vom Fluglotsen, von technischen Gegebenheiten und vielen weiteren Faktoren abhängt.

Aus medialen Berichterstattungen und wissenschaftlichen Arbeiten werden in diesem Buch die Top-Risiken im Gesundheitswesen und mögliche Instrumente zu deren bestmöglicher Vermeidung diskutiert. Praktische Tipps, wie man Patientensicherheit steuern und lenken kann, bilden einen integralen Bestandteil. Die beschriebenen Risiken und Maßnahmen leiten sich aus der Literatur, eigenen Erfahrungswerten sowie wissenschaftlichen Arbeiten in einem Tertiärkrankenhaus ab und erheben keinen Anspruch auf Vollständigkeit. Viele der beschriebenen Instrumente zur Erhöhung der Patientensicherheit sind auch außerhalb eines Krankenhauses anwendbar.

In den folgenden Kapiteln wird das Thema Patientensicherheit von unterschiedlichen Seiten betrachtet. Welche Instrumente und Maßnahmen können angewendet werden, um die Patientensicherheit zu fördern? Wie kann man die Patientensicherheit nachhaltig verändern? Wie misst man Patientensicherheit? Was muss eine Organisation unternehmen, damit die Patientensicherheit entsprechend gefördert wird? Was können die Mitarbeiter im Gesundheitswesen beitragen, um die Patientensicherheit zu unterstützen? Was muss getan werden, damit bereits die Studierenden mit diesem Thema konfrontiert werden? Welchen Beitrag können Patienten und deren Angehörige leisten, um ihre eigene Sicherheit zu erhöhen?

1.2 Entwicklung der Patientensicherheit

Alle reden von „Patientensicherheit", aber wann tauchte dieses Schlagwort das erste Mal in der Fachliteratur auf? Um ein Gefühl dafür zu bekommen, wurde der Begriff „patient safety" in die Datenbank von Thomson Reuters Web of Science (WoS) eingegeben, eine Publikationsdatenbank, die mehr als 12 000 der einflussreichsten wissenschaftlichen Zeitschriften in mehr als 230 wissenschaftlichen Disziplinen abbildet (Bild 1.1). Die Suche ergab insgesamt 15 977 Publikationen mit dem Begriff „patient safety" (Sendlhofer 2016).

Eine Einschränkung der Suchergebnisse auf die wichtigsten Publikationstypen wie Editorials, Originalarbeiten und Reviews ergab letztlich 14 973 Treffer. Der Begriff „patient safety" wurde demnach im Jahr 1963 das erste Mal erwähnt. Von 1963 bis 1999 wurden weitere 320 Publikationen mit dem Suchbegriff herausgefiltert (Sendlhofer 2016). Im Jahr 1999 erschien dann die Publikation „To err is human", ein umfassendes Werk zum Thema Patientensicherheit. Durch „To err is human" wurde das Bewusstsein für das Thema Patientensicherheit in der ganzen Welt geweckt (To Err is human, 2000).

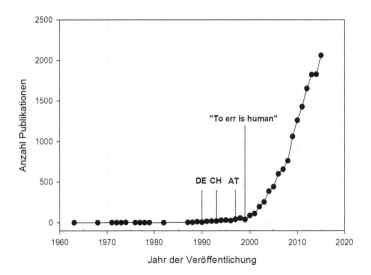

Bild 1.1 Suchergebnis zum Begriff "patient safety" im Web of Science. (Sendlhofer, Z Evid Fortbild Qual Gesundhwes. 2016)

Die Forschung zu diesem Thema nahm in den Folgejahren rasant zu. Von 2000 bis 2015 stieg die Zahl der wissenschaftlichen Veröffentlichungen stetig an. Seit 2009 werden jedes Jahr mehr als 1000 Forschungsartikel zu diesem Thema veröffentlicht (Sendlhofer 2016).

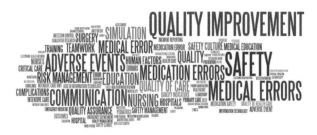

Bild 1.2 Die 200 meistverwendeten Schlagwörter in den 14 973 veröffentlichten Publikationen. (Sendlhofer, Z Evid Fortbild Qual Gesundhwes. 2016)

Die häufigsten Schlagwörter in diesen Arbeiten waren Sicherheit, Medikationsfehler, Kommunikation, Ausbildung, Qualität in der Pflege, unerwünschte Ereignisse, Simulation und Verbesserung der Qualität (Bild 1.2). Obwohl mittlerweile zahlreiche Artikel pro Jahr veröffentlicht werden, die sich mit diesen Aspekten befassen, sind im täglichen Tun eher kleine Fortschritte zu verzeichnen (Sendlhofer 2016). Um Instrumente der Patientensicherheit zu implementieren, bedarf es Zeit, Verständnis für die Einführung diverser Maßnahmen und Beharrlichkeit. Oft tritt ein Problem auf und es werden rasch Maßnahmen eingeleitet. Es fehlen nicht selten begleitende Maßnahmen, die eine Implementierung positiv unterstützen, und es fehlen Instrumente zur Überprüfung der Wirkung der eingeführten Maßnahmen. Es ist daher nicht nur wichtig, Instrumente zu implementieren, es ist auch wichtig, sich einen Plan zurechtzulegen, wie etwas eingeführt, begleitet und überprüft wird, um gegebenenfalls korrigierend eingreifen zu können. Wie in vielen Bereichen ist es auch im Themenkomplex „Patientensicherheit" essenziell, gezielt und systematisch vorzugehen. Dies benötigt zwar anfänglich mehr Zeit für die Planung und Einführung von Patientensicherheitsmaßnahmen, aber es erspart letztlich auch, dass man mit einer voreiligen Aktion „Schiffbruch" erleidet.

2 Der Behandlungsfehler

Im Buch „To err is human" wurde berichtet, dass in den Vereinigten Staaten von Amerika aufgrund mangelnder Patientensicherheit bzw. durch menschliche Fehler jährlich mehr als 90 000 Menschen in einem Krankenhaus versterben. Gemäß einer Einschätzung von Experten im Jahr 2016 sind es nicht 90 000 oder 150 000 verstorbene Patienten aufgrund eines iatrogen verursachten Fehlers, es sind 251 000. Demnach ist der medizinisch verursachte Behandlungsfehler die dritthäufigste Todesursache in einem US-amerikanischen Krankenhaus (Bild 2.1), den ersten Platz belegen Herz-Kreislauf- gefolgt von Krebs-Erkrankungen (Makary 2016).

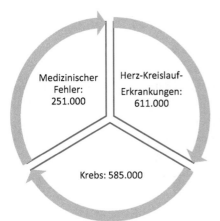

Bild 2.1
Medizinische Behandlungsfehler die dritthäufigste Todesursache in den USA (BMJ 353:i2139 2016)

Vergleicht man diese Zahlen mit der in der zivilen Luftfahrt aufgrund von Unfällen verstorbener Passagiere, sieht man, wie sicher die zivile Luftfahrt im Vergleich zum Gesundheitssektor ist. Durchschnittlich versterben ca. 200 bis 1000 Passagiere jedes Jahr. Die Statistik für 2018 weist 556 getötete Passagiere aus, 2019 waren es um die Hälfte weniger (Zeit Online 2017, ASN News 2020). Selbst im Straßenverkehr in Österreich gab es im Jahr 2019 nur 410 Tote zu beklagen (Bild 2.2).

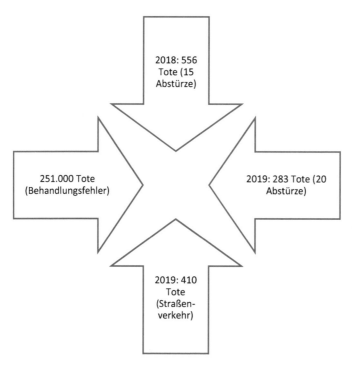

Bild 2.2 Tote im Vergleich

Die zivile Luftfahrt und mittlerweile auch der Straßenverkehr sind gemessen an seinen jährlichen Statistiken somit als sehr sicher zu beurteilen, im Gesundheitswesen zeichnet sich ein anderes Bild ab. Im medizinischen Setting, wie in der Studie von Makary et al. beschrieben, gilt es jedoch auch noch zu bedenken, dass keine extramuralen Bereiche wie Pflegeheime oder niedergelassene Ärzte mitbetrachtet wurden. Was die wahre Anzahl an medizinischen Fehlern betrifft, wird es wohl nie Klarheit geben. Gemäß dem Eisbergprinzip werden nur die offensichtlichen Fehler erkannt, ein Großteil bleibt im Verborgenen.

 Iatrogen verursachte Fehler sind die dritthäufigste Todesursache in US-amerikanischen Krankenhäusern.

Wie sehen die Zahlen im Gesundheitswesen beispielsweise für Österreich aus? Kurt Langbein hat im Buch „Verschlusssache Medizin" beschrieben, dass in Österreich jährlich ca. 3000 Patienten aufgrund eines menschlichen Fehlers versterben (Langbein 2009). Gemessen an der Größe der Bevölkerung können diese Zahlen für vergleichbare Gesundheitssysteme anderer Länder als Richtwert herangezogen werden. Schätzungen sprechen in Deutschland von etwa 20 000 vermeidbaren Todesfällen (Wegener 2018).

Nach Schätzungen des European Center for Disease Control (ECDC 2020) erkranken in Europa jedes Jahr mehr als 4,5 Millionen Patienten an einer nosokomialen Infektion. Von diesen sterben hochgerechnet ca. 37 000 und für Österreich schätzt man die Zahl auf ungefähr 2400 (ECDC 2020). Des Weiteren geht das ECDC davon aus, dass 20–30 % dieser Erkrankungen durch entsprechende Hygienemaßnahmen vermeidbar wären. Anhand dieser Zahlen erkennt man, dass die Schätzung von Kurt Langbein an der unteren Grenze anzusetzen ist und die realen Zahlen tatsächlich höher sind.

In Europa versterben jährlich ca. 37 000 Patienten aufgrund einer im Krankenhaus erworbenen Infektion.

Trotz der mittlerweile erhöhten Aufmerksamkeit für das Thema Patientensicherheit sind in der klinischen Praxis immer wieder Fehler zu verzeichnen. Ein medizinischer Fehler endet zwar in den seltensten Fällen tödlich, dennoch passieren zahlreiche schwerwiegende Fehler, die für Patienten mit Langzeitfolgen einhergehen können. Das Risiko einer iatrogenen Schädigung von Patienten in Akutkrankenhäusern ist gemäß zahlreicher Studien hoch. So wird berichtet, dass 4–17 % der Patienten davon betroffen sind (Vincent 1998). Eine amerikanische Beobachtungsstudie ergab, dass 45 % der Patienten ein unerwünschtes Ereignis hatten und 17 % ein unerwünschtes Ereignis erlitten, das zu einem längeren Krankenhausaufenthalt oder ernsteren Problemen führte (Vincent 1998).

Zwischen 4 und 17 % aller Patienten erleiden ein unerwünschtes Ereignis und bei bis zu 17 % führt dies zu einem verlängerten Krankenhausaufenthalt.

2.1 Komplikation versus Behandlungsfehler

Bei medizinischen Maßnahmen werden Patienten über die Vor- und Nachteile einer Behandlung sowie mögliche Komplikationen aufgeklärt. Meist geschieht dies mit genormten, standardisierten Aufklärungsbögen, bei denen am Ende des Aufklärungsgesprächs sowohl der aufklärende Arzt als auch der Patient mit ihrer Unterschrift bestätigen, dass das Gespräch stattgefunden hat. Es obliegt dem Patienten, der medizinischen Behandlung zuzustimmen und vor allem bestätigt er, dass er die möglichen Komplikationen verstanden hat.

Für mögliche Komplikationen werden umgangssprachlich oft unterschiedliche Begriffe von Ärzten verwendet, wie beispielsweise „Nebenwirkung" oder „unerwünschtes Ereignis", das wiederum von Patienten in unterschiedlicher Weise verstanden werden kann. Eine Komplikation ist jedenfalls nach Stand des Wissens eine erwartete mögliche Komplikation und stellt somit keinen Behandlungsfehler oder unerwünschtes Ereignis dar.

Mehrere Studien haben gezeigt, dass Patienten medizinische Informationen nicht verstehen oder sich diese nicht merken können (Smolle 2018). Dies sollte daher bei der Aufklärung von Untersuchungen oder Therapien berücksichtigt werden. Ein ausführliches Aufklärungsgespräch mit ausreichend Möglichkeiten für Rückfragen durch den Patienten hinsichtlich Verständlichkeit ist daher ratsam und hilft Missverständnisse zu vermeiden.

Eine Umfrage in der Bevölkerung ergab zwei wichtige Hinweise dazu:

- Die durchschnittliche Bevölkerung hat Schwierigkeiten, den Begriff „Komplikation" aus drei vorgegebenen Antwortmöglichkeiten der korrekten Bezeichnung zuzuordnen. Von allen Teilnehmern wählten nur 31 % die korrekte Definition für eine Komplikation aus. Dies bedeutet, dass umgekehrt 69 % den Begriff „Komplikation" nicht richtig definieren konnten.
- Auch die Fähigkeit, die Definitionen für „Nebenwirkung" und „Komplikation" zu unterscheiden, war im gegenwärtigen Kollektiv nicht besonders hoch ausgeprägt (Smolle 2018).

 Eine Behandlung muss sorgfältig, richtig und zeitgerecht durchgeführt werden. Eine erwartbare Komplikation stellt keinen Behandlungsfehler dar.

Ein Fehler liegt dann vor, wenn es eine Unterlassung der medizinischen Sorgfaltspflicht gibt oder wenn bei einer medizinischen Handlung eine Abweichung vom Plan, ein falscher Plan oder kein Plan gegeben ist. Eine Behandlung muss demnach sorgfältig, richtig und zeitgerecht durchgeführt werden (MDK 2016).

Ob jedoch aus einem Behandlungsfehler ein Schaden entsteht, ist für die Definition des Fehlers unerheblich (Reason 1995). Bei einem vermuteten Fehler werden in der Regel Gutachter beauftragt, den Fall aus medizinischer und forensischer Sicht anhand der bereitgestellten Unterlagen zu prüfen. Hierbei wird der Frage nachgegangen, ob ein Fehler und ein damit im Zusammenhang stehender Schaden vorliegt, der ursächlich (kausal) auf den Fehler zurückzuführen ist (MDK 2016).

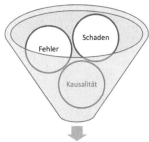

Festgestellter Behandlungsfehler

Bild 2.3 Festgestellter Behandlungsfehler (MDK-Bericht 2016)

Die Medizinischen Dienste der Krankenversicherung (MDK) in Deutschland erstellen jährlich eine Statistik mit Fällen eines Behandlungsfehlerverdachts (MDK 2016). Beispielsweise wurden in einem Jahr gutachterliche Ergebnisse zu 15 094 vorgeworfenen Fällen überprüft. Dabei waren 3,4 % Fehler ohne Schaden, 23,6 % Behandlungsfehler mit einem Schaden, wobei davon bei 3,1 % eine Kausalität unklar war und bei 0,9 % keine Kausalität erkennbar war. Bei 73 % war kein Fehler nachweisbar bzw. konnte ein Vorwurf nicht bestätigt werden. Die Statistik der MDK zeigt außerdem, dass ca. ein Drittel der Vorwürfe im ambulanten Bereich und zwei Drittel im stationären Bereich vorkommen. Betrachtet man die Vorwürfe nach Fachgebieten, wird ersichtlich, dass ein Großteil davon chirurgischen Disziplinen zuzuschreiben ist.

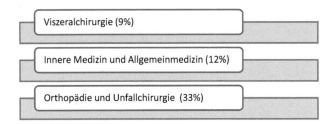

Bild 2.4 Die am häufigsten betroffenen Fachdisziplinen (MDK-Bericht 2016)

Gemäß dieser Statistik lag bei 73 % der Fälle kein Fehler vor bzw. der Vorwurf war unbegründet. Diese hohe Anzahl lässt sich auf zweierlei Weisen erklären. Zum einen sind oft Missverständnisse ein Hauptgrund für medizinische Rechtsstreitigkeiten, die sich aus der Einwilligung nach der Aufklärung ergeben (Metcalfe 2015), zum anderen nimmt das Klageverhalten von Patienten oder deren Angehörigen generell zu.

2.2 Fehlerarten

Wenn man Medienberichte verfolgt, wird naturgemäß nur die Spitze des Eisberges einer breiten Öffentlichkeit bekannt. Hier wird meist von Fällen mit tragischem Ausgang berichtet, wie:

- Verwechslung von Infusionen,
- Spritzen eines Medikamentes über den falschen Applikationsweg,
- Übersehen einer relevanten Allergie,
- Eingriff an der falschen Seite.

Die Bandbreite der Fehler ist so groß wie das Spektrum der Medizin und beginnt bei der Diagnose, Aufklärung, Therapie, Pflege, Organisation, Kommunikation, Dokumentation oder Hygiene (MDK 2016). In Tabelle 2.1 sind die Fehlerarten gemäß der MDK-Statistik dargestellt.

Tabelle 2.1 Fehlerarten, entnommen vom MDK-Bericht (MDK 2016)

Prozess	Teilprozess	Fehlerart
Diagnose	Befunderhebung	- Körperliche Untersuchung - Bildgebung - Diagnostische Intervention - Labor
Diagnosestellung (bei eindeutigen Befunden)		
Aufklärung		
Therapie	Medikamentöse Therapie	- Dosierung - Applikation(sweg) - Bekannte Allergie - Verwechslung
	Operative Therapie	- OP-Technik - Nachsorge - Lagerung
	Intervention	- Technik der Durchführung - Nachsorge - Lagerung
Erkennen und Beherrschen von Komplikationen		
Notfallmanagement		- Notfallsituation zu spät erkannt - Atemwegsmanagement/Beatmung - Reanimation - Zu spät erforderliche Maßnahme eingeleitet bzw. Hilfe geholt - Sonstige Herz-Kreislauf-Therapie - Mangelhafte Blutungskontrolle

Tabelle 2.1 Fehlerarten, entnommen vom MDK-Bericht (MDK 2016) *(Fortsetzung)*

Prozess	Teilprozess	Fehlerart
Pflege		▪ Planung ▪ Durchführung
Organisation und Kommunikation		
Dokumentation		
Hygiene		
Medizinprodukte		

 Oft scheint es, dass man so lange keine Hilfe annimmt, so lange einem nicht selbst ein Fehler unterlaufen ist.

Meist passieren Fehler durch Missachtung von Vorgaben, Nichtlesen, Hektik, Stress oder durch Kommunikationsdefizite. Es ist daher notwendig, dass sich im klinischen Alltag, auch wenn dieser mit vielen anderen Tätigkeiten bereits gut gefüllt ist, eine Kultur entwickelt, in der man aus den eigenen und den Fehlern anderer lernt bzw. sich nach dem Stand des Wissens verhält und Gelerntes nicht vergisst und auch regelkonform anwendet. Trotz des Wissens um mögliche Fehler und wie diese unter anderem vermeidbar sind, stößt man im Gesundheitswesen oft auf massive Widerstände, wenn es um die Implementierung von Sicherheitsmaßnahmen geht, so paradox dies auch erscheinen mag.

Mittlerweile gibt es beispielsweise eine von der WHO empfohlene OP-Checkliste. Diese Checkliste hilft, mögliche Fehler bei einem chirurgischen Eingriff zu vermeiden. Man müsste nun annehmen, dass alle chirurgischen Teams mit dieser OP-Checkliste arbeiten wollen. Das Gegenteil ist jedoch des Öfteren der Fall. So empfinden einige, dass der Routineablauf durch die OP-Checkliste unterbrochen wird. Bei anderen wiederum stößt die OP-Checkliste auf Widerstand, weil sie sich bevormundet oder kontrolliert fühlen (Sendlhofer 2016, Sendlhofer 2015, Gawande 1999, Bliss 2012).

Was hält aber jemanden davon ab, die OP-Checkliste der WHO zu verwenden? Sie hilft, Fehler zu vermeiden, bewahrt vor einem Patientenschaden und schützt einen selbst, sodass man letztlich rechtlich auch nicht belangt werden kann! Gleiches kann man sich bei anderen Sicherheitsmaßnahmen fragen. Was spricht dagegen, die fünf Indikationen der Händedesinfektion einzuhalten? Der Nutzen ist für den Patienten nachweislich erbracht! Wieso identifizieren wir Patienten nicht eindeutig, um nicht bei einem falschen Patienten eine Diagnostik oder Therapie durchzuführen? Wieso schreiben Ärzte unleserlich? Unleserliche Schrift oder unvollständige Angaben führen wiederum zu Nachfragen durch das Pflegepersonal, die beiden Seiten viel Zeit kosten?

Diese Auflistung könnte man beliebig fortsetzen. All das sind einfache Sicherheitsmaßnahmen, die bei korrekter Durchführung bzw. Anwendung für den Patienten und letztendlich auch für die im Gesundheitswesen arbeitenden Experten einen Sinn ergeben.

Der Frage, warum gewisse Sicherheitsmaßnahmen nicht so verstanden und angewendet werden wie angedacht, versucht man im Gesundheitswesen schon lange auf den Grund zu gehen. Bislang sind jedoch große Errungenschaften bzw. sichtliche Verbesserungen ausgeblieben. Es scheint, dass man so lange keine Sicherheitsmaßnahmen annimmt, solange einem selbst nicht ein Fehler unterlaufen ist. Oft führt erst eine schmerzliche Erfahrung dazu, sein Verhalten zu ändern.

3 Strategien zur Fehlervermeidung

■ 3.1 World Health Organisation (WHO)

Risiken im Bereich der Patientensicherheit stellen auf der ganzen Welt weiterhin eine große Herausforderung dar. Daher hat die Weltgesundheitsorganisation (WHO), abgeleitet von den Erkenntnissen der vergangenen Jahre, bereits 2006 eine Initiative gestartet, um die wichtigsten Risiken zu bearbeiten. So wurde die „Aktion zur Patientensicherheit: High 5s – Initiative zur Förderung der Implementierung von standardisierten Patientensicherheitslösungen" initiiert, die zur Verhinderung von katastrophalen unerwünschten Ereignissen im Gesundheitswesen beitragen sollen.

Die sogenannten „High 5s der WHO" sind:

- Vermeidung von Eingriffsverwechslungen,
- Sicherstellung der richtigen Medikation bei Übergängen im Behandlungsprozess,
- Management von konzentrierten injizierbaren Medikamenten,
- Kommunikation bei Patientenübergaben sowie
- Verbesserung der Händehygiene.

Zu all diesen Themen sollen standardisierte Handlungsanweisungen (SOP – Standard Operating Procedures) entstehen und als Toolbox generell zur Verfügung gestellt werden (WHO 2017).

3.2 Europäische Union

Die Europäische Kommission veröffentlichte drei Jahre nach den High 5s der WHO eine Empfehlung des Rates zur Patientensicherheit. So hat der Rat der Europäischen Kommission eine Empfehlung zur Sicherheit der Patienten unter Einschluss der Prävention und Eindämmung von therapieassoziierten Infektionen erlassen (Council Recommendation 2009). Demnach kommt es in EU-Mitgliedsstaaten bei 8–12 % der in Krankenhäusern eingelieferten Patienten während der Behandlung zu Zwischenfällen und bei ca. 4,1 Millionen Patienten zu therapieassoziierten Infektionen. Diese Infektionen führen jedes Jahr zu 37 000 Todesfällen. Es sollen daher folgende Punkte berücksichtigt werden:

- Erforschung der Qualität von Gesundheitsleistungen mit dem Schwerpunkt Patientensicherheit,
- Patientensicherheit soll einen dezidierten Aktionsbereich darstellen,
- Entwicklung und Durchführung wirksamer und umfassender Strategien zur Förderung der Patientensicherheit,
- Patienten sollen in den Prozess der Patientensicherheit eingebunden werden und zum Handeln befähigt werden,
- umfassende Berichterstattungs- und Lernsysteme sollen eingerichtet werden,
- elektronische Patientenakten sollen eingeführt werden,
- ein vorsichtiger Einsatz von Antibiotika und eine Verringerung von therapieassoziierten Infektionen soll stattfinden.

Die Europäische Kommission schlug daher vor, nationale Strategien zur Gewährleistung der Patientensicherheit umzusetzen (BMG 2017).

3.3 Patientensicherheitsstrategie

In vielen europäischen Ländern geschah die Übernahme der Empfehlungen des mit der Veröffentlichung angepasster Strategien (beispielsweise „Österreichweite Patientensicherheitsstrategie 2013–2016" (BMG 2017), Patientensicherheit in Deutschland stärken (BMG 2019)). Grundlegend werden fünf Interventionsfelder definiert (Bild 3.1).

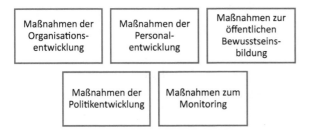

Bild 3.1 Interventionsfelder gemäß der Patientensicherheitsstrategie (BMG 2017)

Wenn man die in den Interventionsfeldern vorgeschlagenen Maßnahmen berücksichtigt, führt dies zu einer umfassenden Liste von Sicherheitsaspekten im Bereich Patientensicherheit. Wesentliche Themenbereiche sind:

- Definieren von Verantwortlichkeiten und Organisationsstrukturen hinsichtlich der Agenden zur Patientensicherheit,
- Definition und Bearbeitung von High-Risk-Bereichen in der gesamten Versorgung (Erstellen von Risikobeurteilungen, Erstellen von SOPs, Implementieren von IT-Systemen zur Erhöhung der Sicherheit, Implementieren von Checklisten, Implementieren von Registern (wie beispielsweise für nosokomiale Infektionen, Antibiotikaverbrauch)), Mortalitäts- und Morbiditätskonferenzen, Compliance-Beobachtungen, Risikoaudits,
- Einführen von Fehlermelde- und Lernsystemen (Critical Incident Reporting System),
- Einbeziehen der Patientensicherheit in Aus- und Fortbildung (für Mitarbeiter und Studierende),
- Einbeziehen der Patienten (Patient Empowerment) und Stärken der Gesundheitskompetenzen der Patienten (Health Literacy),
- Förderung der Forschung auf dem Gebiet der Patientensicherheit (Implementierungsforschung),
- Förderung der Kommunikation mit Patienten sowie Förderung der Kommunikation in Teams (mono- und interdisziplinär),

- Berücksichtigung der Kompetenzen im Bereich der Patientensicherheit bei Auswahlverfahren von Führungskräften,
- organisationsinterne Informationen über Aspekte der Patientensicherheit.

Die Berücksichtigung der erwähnten Themenbereiche führt zu

- einer stärkeren Patientenorientierung,
- einer Schaffung einer qualitätsfördernden Infrastruktur,
- einer kontinuierlichen Erhöhung der Patientensicherheit,
- einer kontinuierlichen Erhöhung der Mitarbeitersicherheit,
- einer offenen Fehlerkultur,
- einer organisatorischen Sicherheit,
- einem adäquaten Umgang mit Ressourcen und Risiken,
- einer Stärkung der Wettbewerbsfähigkeit sowie
- einer kontinuierlichen Verbesserung im Bereich der Patientensicherheit.

In weiterer Folge entwickelten sich in zahlreichen Staaten nationale Strategien sowie weitere Initiativen, wie beispielsweise in der Gründung von Institutionen, die sich explizit mit dem Thema Patientensicherheit auseinandersetzen. Exemplarisch für Deutschland, Österreich und die Schweiz seien die folgenden Institutionen erwähnt:

- Institut für Patientensicherheit (Deutschland),
- Research Unit for Safety in Health (Österreich),
- Stiftung Patientensicherheit (Schweiz).

Diese Institutionen geben Empfehlungen zum Themenkomplex Patientensicherheit ab, betreiben angewandte Forschung auf dem Gebiet der Patientensicherheit, indem sie zum einen Fehlern auf den Grund gehen und Instrumente entwickeln oder bekannte Instrumente testen, die dazu beitragen sollen, die Patientensicherheit zu erhöhen. Sie messen, wie die patientensicherheitsfördernden Instrumente auch tatsächlich angewendet werden und ob sie den angedachten Zweck und Sinn erfüllen. Diese sogenannte Implementierungsforschung stellt einen essenziellen Beitrag zur Erhöhung der Patientensicherheit dar.

 Forschung im Bereich Patientensicherheit ist essenziell, um eine gewisse Weiterentwicklung zu ermöglichen!

Es ist ein Irrglaube, dass patientensicherheitsfördernde Instrumente, nur weil man sie eingeführt und angeordnet glaubt, auch in der Routine tatsächlich so verwendet werden oder dass sie den angedachten Erfolg bringen. Meist löst eine neue, zusätzliche patientensicherheitsfördernde Maßnahme zuerst Widerstand bei den betroffenen Mitarbeitern aus. Man greift in jahrzehntelang gewohnte Prozesse ein und die „alte" Vorgehensweise wird aus Sicht der Mitarbeiter somit angezweifelt. Führt man neue Instrumente ein, werden meist auch Kennzahlen erhoben. Dadurch entsteht bei den betroffenen Mitarbeitern der Eindruck, dass man Kontrollmechanismen implementiert und dies führt wiederum zu einer Skepsis hinsichtlich der Nutzung neuer patientensicherheitsfördernder Maßnahmen. Patientensicherheit an sich bzw. die Maßnahmen zur Steigerung der Patientensicherheit greifen daher tief in die Psyche der Beteiligten ein. Aus diesem Grund beschäftigen sich die oben erwähnten Institutionen auch mit der Erforschung von Verhaltensmustern, führen Befragungen wie beispielsweise zur Einschätzung der Sicherheitskultur durch, um daraus wiederum Maßnahmen ableiten zu können, die die Mitarbeiter bei der Einführung und der korrekten Verwendung von patientensicherheitsrelevanten Instrumenten bestmöglich unterstützen.

3.4 Vorgaben und Normen

In der Nuklear-, Öl- und Luftfahrtindustrie besteht eine lange Tradition im Risikomanagement, um eine sichere Umgebung für die Mitarbeiter und Kunden wie auch für die Produkte zu gewährleisten. Im Gesundheitswesen ist das klinische Risikomanagement eine spezifische Form des Risikomanagements, das sich auf klinische Prozesse konzentriert, die direkt oder indirekt mit dem Patienten zusammenhängen. Die Bedeutung des klinischen Risikomanagements für die Patientensicherheit ist erst seit einigen Jahren im Gesundheitswesen anerkannt (Sendlhofer 2015). Um jedoch diese Patientensicherheit zu erhöhen, sind drei Phasen notwendig:

- Risiken und Gefahren, die potenziell einen Schaden verursachen können, müssen identifiziert werden,
- Patientensicherheitspraktiken müssen entworfen und implementiert werden, um Gefahren zu eliminieren bzw. bestmöglich hintanzuhalten, und
- eine permanente Überprüfung muss erfolgen, um sicherzustellen, dass eine sichere Umgebung aufrechterhalten wird und eine Kultur der Patientensicherheit geschaffen, gefördert und erhalten bleibt.

Dies führt zu einem dreidimensionalen Ansatz, nämlich, dass sich die Führung (1. Dimension) einer Organisation zum Thema Patientensicherheit deklariert und dass sich die Mitarbeiter (2. Dimension) an dieser Bemühung entsprechend beteiligen, damit eine Sicherheitskultur für Patienten wachsen kann (Sendlhofer 2015). Die dritte Dimension stellt der Patient selbst oder sein Angehöriger dar, indem auch er aktiv im Rahmen seiner Möglichkeiten in die Patientensicherheit eingebunden wird (Schlagwort „Patient Empowerment").

Die Patientensicherheitskultur wird bestimmt durch das Erfordernis, Werte, Einstellungen, Kompetenzen und Verhaltensmuster zu verstehen und sich auf die Versorgungsprozesse und die involvierten Personen der jeweiligen Organisation zu konzentrieren. Die Patientensicherheitskultur ist jedoch ein stetig wachsender Prozess innerhalb einer Organisation und erfordert Patientensicherheitsprogramme auf organisatorischer Ebene (Sendlhofer 2015). So hat in Österreich beispielsweise das Bundesministerium für Gesundheit auf nationaler Ebene ein Modell für eine differenzierte Patientensicherheitsstrategie entwickelt und fünf Interventionsfelder auf Basis des Capacity-Building-Konzepts definiert (siehe Bild 3.1).

Auf organisatorischer Ebene sind klinisches Risikomanagement- und Critical-Incident-Reporting-Systeme, begleitet von offener Kommunikation und Teamarbeit, nur einige Komponenten, um eine Patientensicherheitskultur innerhalb einer Organisation zu schaffen.

Internationale und nationale Strategien unterstützen durch Umsetzungsbeispiele bei der Implementierung von patientensicherheitsrelevanten Tools. Normen und Qualitätsmanagement-Modelle bilden das Rückgrat eines jeden Managementsystems!

Es bedarf auch hier eines internen Umsetzungskonzepts, damit klinisches Risikomanagement nach einer gewissen Systematik nachhaltig betrieben werden kann. Als Orientierungshilfen können unterschiedliche Normen und Vorgaben dienen, wie beispielsweise:

- ISO 31000 (TÜV 2020),
- ISO 9001 (Quality Austria 2020), Zertifizierungsprogramme wie Joint Commission International (JCI 2020) oder Kooperation für Transparenz und Qualität im Gesundheitswesen (KTQ 2020) sowie
- das EFQM-ExcellenceModell (EFQM 2020).

Man muss eine Organisation nicht zwingend nach diesen Normen oder Vorgaben einer Zertifizierung unterziehen, es genügt, wenn ein Expertenteam innerhalb einer Gesundheitseinrichtung wesentliche Themenschwerpunkte herausfiltert und sich mit den Inhalten auseinandersetzt. Diese dann in einer Organisation zu implementieren und in den Folgejahren weiter auszubauen, kann ein erster wichtiger Schritt in der Entwicklung von einer reaktiven hin zu einer proaktiven Organisation sein.

Wer will immer nur auf Geschehnisse reagieren und Feuerwehr spielen, wenn man eine Organisation alternativ auch zukunftsweisend und effizient ausrichten kann? Reaktives Agieren kostet viel Zeit und ermöglicht keine systematische, die ganze Organisation umfassende Strategie. Es ist auch ratsam, Vorgaben aus Normen behutsam und stückweise anzuwenden, damit bei den Berufsgruppen in einer Gesundheitseinrichtung nicht der Eindruck entsteht, man macht das alles nur, weil das Management ein „Zertifikat" erreichen möchte. Es ist viel zielorientierter, die Puzzleteile aus den externen Vorgaben kurz-, mittel- und langfristig anzudenken. Als Erfolgsnachweis ist schlussendlich eine Zertifizierung ein erstrebenswerter Zustand für das Geleistete, worauf dann auch Mitarbeiter stolz sein können. Nach einer Zertifizierung tritt jedoch ein bekanntes Phänomen auf, nämlich dass man sich auf den erreichten Leistungen ausruht und somit die Nachhaltigkeit aus den Augen verliert. Es ist daher notwendig, dass man sich mit einem Mehrjahresplan kurz-, mittel- und langfristige Maßnahmen vornimmt und diese sukzessive verfolgt. Wichtig ist dabei auch die Implementierung von Kennzahlen, um wie von einem Fieberthermometer ablesend die jeweilige Lage beurteilen zu können. Kennzahlen kommen auf unterschiedliche Arten zustande, worauf in den nächsten Kapiteln noch näher eingegangen wird.

3.5 Interne Strategie

Qualität wird „als Grad der Erfüllung der Merkmale von patientenorientierter, transparenter, effektiver und effizienter Erbringung der Gesundheitsleistung" beschrieben. „Die zentralen Anliegen in diesem Zusammenhang sind die Optimierung von Struktur-, Prozess- und Ergebnisqualität. Im Sinne der Verbesserung der Lebensqualität sollen die jeweils betroffenen Menschen im Mittelpunkt der Entscheidungen und Handlungen stehen und befähigt werden, aktiv an Entscheidungsprozessen teilzunehmen." (GQG 2020).

Jede Gesundheitseinrichtung sollte sich daher eine auf Vorgaben und Normen basierende Strategie auferlegen. Die Strategie zum Thema Patientensicherheit soll sich auf die medizinische Qualität und Patientensicherheit fokussieren. Die Strategie muss einen systemorientierten Ansatz haben und stellt Modelle, Methoden und Instrumente zur Verfügung.

 Übergeordnete Strategie – interne Strategie! Ein Plan muss her und konsequent verfolgt werden.

Oberstes Ziel der Weiterentwicklung von Patientensicherheit ist es, eine bedarfsorientierte Struktur für alle Organisationseinheiten in einer Gesundheitseinrichtung zu schaffen. Wenn es sich um einen universitären Standort handelt, sind auch die Themen Forschung und Lehre im Kontext der Patientensicherheit zu integrieren.

Folgende Teilziele sind daher notwendig, um eine Strategie verfolgen zu können:

- Die eng miteinander verwobenen Themenbereiche Qualitätsmanagement und Patientensicherheit sollen in effektiver Weise mit bestehenden Strukturen koordiniert werden.
    - Risikomanagement in alle Prozesse integrieren,
    - Erstellen einer Liste von hausinternen Risiken unter Berücksichtigung bekannter Risiken aus der Literatur,
    - Bearbeiten dieser Risiken,
    - Maßnahmenverfolgung bei identifizierten Risiken,
    - Aufbau einer Kennzahlensystematik,
    - Integration des Beschwerde-, Schaden- CIRS-Management in die Risikomanagementsystematik,
    - Aus- und Weiterbildung,
    - internes und externes Benchmarking;

- Enge Vernetzung mit der Forschung
  - Aufbau von Forschungsthemen,
  - Retrospektive und prospektive Forschungsthemen aufgreifen,
  - Publizieren in medizinischen Fachjournalen,
  - Einwerben von Fördergeldern;
- Einbindung des Themas Patientensicherheit in die Lehre
  - Aufbau von Curricula mit Themenschwerpunkten,
    - für allgemeine und spezielle Themen,
    - Simulationsworkshops, Rooms of Horror.

Durch all diese Maßnahmen kann Qualitätsmanagement und Patientensicherheit zu einer Einheit werden, um

- eine stärkere Patientenorientierung und Sicherheit zu erreichen,
- die Aufrechterhaltung einer qualitätsfördernden Infrastruktur zu gewährleisten,
- die Mitarbeitersicherheit zu forcieren,
- eine offene Fehlerkultur kontinuierlich zu entwickeln,
- die organisatorische Sicherheit zu gewährleisten,
- einen adäquaten Umgang mit Ressourcen und Risiken zu ermöglichen,
- eine Stärkung der Wettbewerbsfähigkeit der Gesundheitseinrichtung zu erlangen,
- eine kontinuierliche Verbesserung im Bereich der Patientensicherheit zu erreichen.

Die interne Strategie muss vom Management an alle Mitarbeiter kommuniziert und nachweislich eingefordert werden. Glaubhaftigkeit und Authentizität sind eine conditio sine qua non, um in diesem wie auch allen anderen Managementthemen nachhaltig zu reüssieren.

4 Feedbackkultur

Wo steht meine Organisation im Bereich „Patientensicherheit"? Um einen repräsentativen Ausgangswert zu erhalten, empfiehlt sich die Messung der sogenannten Sicherheitskultur in der jeweiligen Organisation. Das Ausmaß der kulturellen Faktoren, also wie sich die Führung und in weiterer Folge die Mitarbeiter zum Thema Sicherheit verhalten, kann entscheidende Hinweise geben, wie es generell um das Thema Patientensicherheit in der befragten Organisation bestellt ist.

Eine positiv wahrgenommene Sicherheitskultur steht auch in Zusammenhang mit einer erhöhten Patientensicherheit (Smolle 2018). Durch eine gezielte Befragung zu diesem Thema können Stärken und Schwächen im System eruiert werden, die so wiederum einen wertvollen Beitrag zur Identifizierung von möglichen Handlungsfeldern leisten. Die Bestimmung der Sicherheitskultur kann auf unterschiedliche Arten durchgeführt werden, z. B. durch

- Interviews,
- Beobachtungen vor Ort,
- Fokusgruppen und
- individuell gestaltete oder bereits validierte Befragungen.

 Zahlen, Daten und Fakten sind die Basis für eine Weiterentwicklung der Patientensicherheit!

Bei der Durchführung von Befragungen sollte auf bereits vorhandene, in der Literatur beschriebene Befragungen zurückgegriffen werden, da diese in der Regel validiert sind (Smolle 2018, Sendlhofer 2016, Reis 2018). Valide und publizierte Befragungstools bieten den Vorteil, dass man Vergleichswerte von bereits durchgeführten Befragungen hat. Ein weiterer Vorteil publizierter Befragungen ist in der Regel auch, dass die einzelnen Fragen einer Befragung bereits getestet und somit valide sind.

Neben der Durchführung einer Befragung sollte man sich auch die Prozesse vor Ort anschauen, um den Mitarbeitern ein Feedback zu den Arbeitsabläufen in Zusammenschau mit den Befragungsergebnissen zu geben. Erst durch eine genaue Betrachtung aller Arbeitsabläufe und ihres Zusammenwirkens macht auch die Interpretation von Befragungsergebnissen Sinn. Dabei sollten die wichtigsten Arbeitsabläufe in einer Gesundheitseinrichtung betrachtet werden, wie beispielsweise

- der Aufnahmeprozess,
- die Patientenidentifikation,
- der Aufklärungsprozess,
- der OP-Prozess,
- der Stationsalltag mit den Tätigkeiten von Dokumentation, Medikamentenprozess, Vorgehen bei Sturz, Dekubitus, Kommunikation,
- das ambulante Setting,
- die Untersuchungen, das Konsilwesen (ärztlich, diätologisch, Sozialarbeit, psychologische Betreuung etc.),
- die Versorgung von Tumorpatienten (Tumorboards, Nachsorge etc.),
- die Entlassung,
- die Gewährleistung der Infrastruktur,
- die Schulung der Mitarbeiter auf medizintechnische Geräte oder
- das Krisenmanagement.

Hierbei gilt es zu beachten, dass die Arbeitsabläufe von Experten aus den Bereichen Risikomanagement gemeinsam mit Experten der jeweiligen Organisationseinheit analysiert werden. In solchen Analysen ist das kombinierte Wissen notwendig, um einerseits die Prozesse zu verstehen und um andererseits auch lösungsorientierte Alternativen fachlich und organisatorisch andenken zu können. Das heißt aber auch, dass der Risikomanager mit den gängigen Risikomanagementinstrumenten vertraut sein muss und somit Tools und Praktiken kennt, versteht, diese implementieren und begleiten kann und in weiterer Folge hinsichtlich Wirksamkeit überprüfbar macht. In der Regel ist in einer Organisation dieses Wissen mittlerweile vorhanden, da man sich auf ein paar Top-Risiken international fokussiert hat.

4.1 Mitarbeiterorientierung

4.1.1 Speak up

Vor Ort in der Ambulanz oder auf einer Station spielt sich das wirkliche Leben im Krankenhaus ab. Die Mitarbeiter sind es, die die Patienten betreuen, und die Mitarbeiter sind es, die mit den Patienten und ihren Angehörigen kommunizieren. Die Mitarbeiter wissen in der Regel auch, was die richtigen Handlungen zu einem bestimmten Zeitpunkt wären. Beispielsweise fallen Mitarbeitern potenzielle Fehler auf, welche sie den Kollegen auch mitteilen. Die Fähigkeit, im richtigen Moment potenzielle Fehler zu artikulieren, nennt man auch „Speak up" (Schwappach 2014).

Umgekehrt jedoch sind das unzureichende Melden von Problemen und das Schweigen bzw. Nichtartikulieren im Gesundheitswesen ein anerkanntes Phänomen (Lyndon 2012). Es gibt viele Barrieren und Gründe für das Nichtartikulieren von Bedenken, beispielsweise die Angst, soziale Beziehungen zu schädigen oder Repressalien ausgesetzt zu werden (Okuyama 2014, Premeaux 2003). Von all diesen Barrieren ist die Existenz starker Autoritätsgradienten wahrscheinlich ein signifikanter oder sogar der signifikanteste Faktor. Eine Studie im Bereich des Pflegepersonals zeigt, dass das Melden eines potenziellen Fehlers in einer hierarchisch strukturierten Umgebung keinen Einfluss auf die Patientensicherheit haben dürfte (Morrow 2016). Hingegen führen niedrigere Hierarchien, psychologische Sicherheit, eine starke Kommunikationskultur, Teamarbeit und Führung, die Fähigkeit, Kritik anzunehmen, gepaart mit dem Anspruch, die Patientensicherheit zu erhöhen, zu einer offenen und somit positiv assoziierten Sicherheitskultur.

Speak up – Bedenken äußern und nicht schweigen –, nur so kann eine Weiterentwicklung im Bereich Patientensicherheit auf Mitarbeiterebene gewährleistet werden.

Ein Instrument zur Erhebung der „Speak-up"-Qualitäten wurde beispielsweise von der Stiftung Patientensicherheit Schweiz entwickelt (Richard 2017). Dabei werden verhaltensbezogene Aspekte wie Bedenken, Schweigen sowie Speak-up-Verhalten erfragt. Zusätzlich wird das Speak-up-Klima hinsichtlich der Ausprägung psychologischer Sicherheit, begünstigendes Umfeld und Resignation hinterfragt. Außerdem wird noch nach möglichen Barrieren gefragt, wie auch eine hypothetische Situation, eine sogenannte klinische Vignette, geschildert wird. Bei der klinischen Vignette wird in Erfahrung gebracht, wie groß die Sicherheitsbedenken für die beispielhaft angeführte Situation sind und wie hoch die Wahrscheinlichkeit wäre, dass man sich dazu äußert und darauf reagiert.

Eine Befragung dieser Art gibt jedenfalls einen Einblick in die Situation vor Ort und ermöglicht es, Maßnahmen abzuleiten, um die Mitarbeiter noch besser zu unterstützen, sofern die vorgeschlagenen Verbesserungsmaßnahmen von der Organisation mitgetragen werden.

Eine Befragung unter Mitarbeitern aus unterschiedlichen Fachdisziplinen in einem Krankenhaus ergab, dass die Organisation generell sehr hierarchisch strukturiert ist. Die Ergebnisse zeigten auch, dass mehr als die Hälfte der Mitarbeiter zumindest einmal spezifische Bedenken hinsichtlich der Patientensicherheit wahrnahm und fast 50 % von ihnen schwiegen und trotzdem keine Bedenken äußerten, obwohl sie welche hatten. Sie betrachteten die beschriebene Vignette, wie unten genauer ausgeführt, auch als ein realistisches Szenario im Gesundheitswesen. Mögliche Folgen für die Patienten wurden jedoch eher als nicht relevant angesehen (Schwappach 2018).

Als Gründe, warum sie kein Speak up betreiben, wurde am öftesten angegeben, dass sich nichts an der Situation verändern würde, sich wohl aber das Verhältnis zu Kollegen verschlechtern könnte (Bild 4.1).

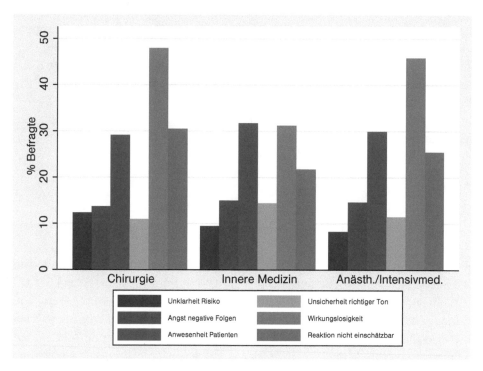

Bild 4.1 Gründe, kein Speak up zu betreiben (Schwappach, Int J Qual Health Care 2018)

Die Speak-up-Befragung eignet sich nicht nur zur Mitarbeiterbefragung, sie kann auch beispielsweise bei Studierenden angewendet werden. Eine Befragung von Studierenden zeigte, wie sich diese in der gleichen exemplarischen Situation, wie sie auch den Mitarbeitern vorgegeben wurde, verhalten würden.

Die von den Befragten zu bewertende Vignette schilderte eine realistische Situation wie *„Sie sind mit mehreren Ärzten und Pflegepersonen auf Visite bei einer Patientin. Der Oberarzt reicht der Patientin zur Begrüßung die Hand. Er will die Wunde der frisch operierten Patientin untersuchen. Dabei benutzt der Oberarzt keine Handschuhe und hat auch die Hände nicht neu desinfiziert."*

Insgesamt berichteten die Medizinstudenten, dass Bedenken hinsichtlich der Patientensicherheit jedenfalls wahrgenommen werden. Regelverletzungen werden zudem häufiger von Studierenden höherer Semester beobachtet. Obwohl wahrgenommene Bedenken hinsichtlich der Patientensicherheit und Regelverstöße offensichtlich waren, schwiegen die Studierenden, was bei den Medizinstudenten höherer Semester noch ausgeprägter war. Die Mehrzahl berichtete auch, dass eine große Sorge der Studierenden darin besteht, dass sich die Reaktion des Oberarztes, wenn man ihn auf die fehlende Händedesinfektion hingewiesen hätte, nicht vorhersehen ließe. Die Studierenden fühlten sich auch wenig ermutigt, etwas zu sagen, was während ihrer Praktika mit einer fehlenden Sicherheitskultur in den klinischen Abteilungen verbunden war. Es wurde von den Studierenden darauf hingewiesen, dass es schwierig sei, Bedenken hinsichtlich der Patientensicherheit anzubringen. Die Studierenden betrachteten die beschriebene Vignette als ein realistisches Szenario im Gesundheitswesen. Die Wahrscheinlichkeit, sich zu äußern, war jedoch gering und wurde von einem hohen Maß an Unbehagen begleitet (Bild 4.2) (Schwappach 2019).

Befragungen dieser Art erlauben einen Einblick in eine Organisation und geben Aufschluss über wichtige Eckpfeiler zur Sicherheitskultur in einer Organisation.

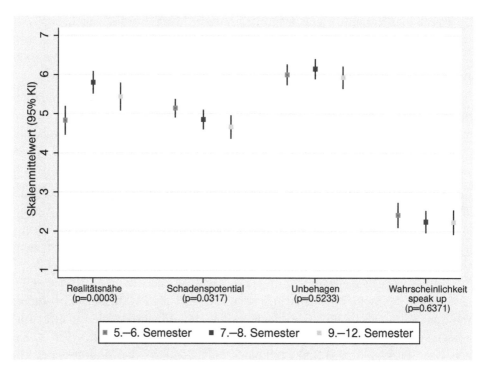

Bild 4.2 Verhalten der Studierenden (Schwappach, PloS One 2019)

4.1.2 Patientensicherheitskultur

Ein valides Instrument zur Beurteilung der Sicherheitskultur ist unter anderem die sogenannte „Krankenhausbefragung zur Patientensicherheitskultur" (HSOPSC), die von der Agentur für Forschung und Qualität im Gesundheitswesen entwickelt wurde (AHRQ 2017). Davon wurde der Fragebogen „Patientensicherheitsklima" für den deutschsprachigen Raum abgeleitet (Pfeiffer 2011). Mit diesem Fragebogen werden folgende Aspekte erfragt (ETH Zürich 2020):

- Sicherheitsklima im Arbeitsumfeld,
- Patientensicherheit,
- Führungsverhalten,
- Kommunikation,
- Melden von Ereignissen,
- Sicherheitsklima der Organisation.

Die Erhebung des Sicherheitsklimas kann mehrere Ziele verfolgen (ETH Zürich 2020), wie beispielsweise:

- Diagnose des Sicherheitsklimas, um Veränderungsbedarf aufzudecken und um zu identifizieren, welche Organisationseinheiten und/oder welche Aspekte des Sicherheitsklimas mit hoher Priorität verändert werden sollten,
- Sensibilisierung der Mitarbeitenden des Spitals für die verschiedenen Einflussfaktoren auf die Patientensicherheit,
- Erfassung der Veränderungen des Sicherheitsklimas über die Zeit,
- Evaluation von Maßnahmen, die zur Verbesserung der Patientensicherheit eingeführt wurden,
- internes Benchmarking oder
- externes Benchmarking.

Schriftliche Befragung von Mitarbeitern geben einen Einblick in die Sicherheitskultur:
- Patientensicherheitsklima
- HSOPCS
- Speak up

Generell soll eine Befragung auch nie lediglich dem Anspruch Genüge tun, Daten zu erheben, sie sollte vielmehr gezielt genutzt werden, um dadurch festgestellte Verbesserungspotenziale strukturiert mit Maßnahmen zu hinterlegen. Es empfiehlt sich auch, eine Befragung in einem angemessenen Abstand zu wiederholen, um im Sinne des Plan-Do-Check-Act-Zyklus zu erfahren, ob neu eingeführte Verbesserungsmaßnahmen auch den angestrebten Effekt erzielt haben und bei den Mitarbeitern Akzeptanz finden.

Praktische Tipps und Hilfestellungen	
Plan	- Verwenden eines passenden, validen Fragebogens - Definieren, wer befragt werden soll - Was will man mit dem Ergebnis tun
Do	- Durchführen der Befragung mit einer ausreichend großen Stichprobe oder umfassend - Sorgsame Wahl der Befragungsmethodik (analog, digital)
Check	- Nach Analyse der Ergebnisse, Maßnahmen einführen.
Act	- Nach einer ausreichenden Testphase werden die Maßnahmen evaluiert - Die Befragung wird nach einer gewissen Zeit wiederholt. Die Wiederholung der Befragung hängt vom jeweiligen Ergebnis ab - Es empfiehlt sich, ein Intervall von ein bis drei Jahren zu wählen, damit eingeleitete Maßnahmen auch ihre Wirkung entfalten können

4.1.3 Critical Incident Reporting System (CIRS)

Erkenntnisse aus verschiedenen Bereichen der Industrie wie z. B. der Luftfahrt, der chemischen Industrie, der nuklearen Energieerzeugung oder dem Militär haben gezeigt, dass in anekdotischen Berichten viel Wissen über Schwachstellen in den Systemen zu finden ist. Eine Möglichkeit, dieses Wissen verfügbar zu machen, ist die Einführung von Meldesystemen.

Diese Meldesysteme wurden in den letzten Jahren, sogenannte Critical Incident Reporting Systeme, kurz CIRS, in sehr vielen Gesundheitseinrichtungen implementiert.

Das Ziel von CIRS ist es, den Benutzern in einer geschützten Umgebung unter Wahrung der Vertraulichkeit die Möglichkeit zu geben, über kritische Ereignisse in ihrem jeweiligen Arbeitsumfeld zu berichten. CIRS-Meldungen werden je nach interner Vorgabe durch ein sogenanntes Review-Team bearbeitet, Lösungen werden vorgeschlagen und der meldenden Organisation im Speziellen, aber auch der gesamten Gesundheitseinrichtung zur Verfügung gestellt. Die gewonnenen Erkenntnisse von CIRS-Meldungen können so von Interessierten für die eigene Organisationseinheit oder die ganze Organisation genutzt werden.

Weltweit zeigen sich Unterschiede in der Verwendung von CIR-Systemen. Einige Länder schreiben die Verwendung von CIRS gesetzlich vor, während andere CIRS freiwillig nutzen (Bommersholdt 2020). Daher ergeben sich auch Unterschiede in Bezug auf das, was gemeldet wird, einschließlich kritischer Vorfälle, Schäden oder Beinaheunfälle (Gnoni 2017). CIR-Systeme sind aber auch sehr oft überladen mit wiederkehrenden Meldungen, wie beispielsweise zum Thema Sturz, Nadelstichverletzungen oder Ähnlichem. Daher muss sich eine Organisation auch ein Regelwerk auferlegen, was in ein CIRS gemeldet werden soll, damit das System nicht mit Informationen belastet wird, die eigentlich in ein anderes bestehendes Meldesystem (Register) gehören. Durch dieses Überladen mit wiederkehrenden Meldungen wird das Review-Team mit unnötiger Arbeit belastet. Bei Stürzen oder Nadelstichverletzungen können beispielweise zentrale, nur für solche Meldungen bestimmte Register, verwendet werden.

Um CIRS als ein wirksames und unterstützendes Instrument zur Erhöhung der Patientensicherheit zu etablieren, ist auch eine entsprechende Patientensicherheitskultur erforderlich (Bass 1999, Nembhard 2006, Reis 2018). Es wurde gezeigt, dass der Reifegrad der Patientensicherheitskultur ein signifikanter Prädiktor für die Meldehäufigkeit kritischer Vorfälle ist (Okuyama 2014). CIR-Systeme, die eine Identifikation des meldenden Mitarbeiters ermöglichen, ebenso wie die Angst vor sozialem Druck oder Repressalien, stellen jedenfalls Hindernisse für Meldungen in Organisationen mit einer geringen Patientensicherheitskultur dar (Premeaux 2003).

In einigen Ländern wurde CIRS als nicht obligatorisches Instrument in das öffentliche Gesundheitssystem eingeführt. Einer Umfrage im Jahr 2018 zufolge nutzten ca. 64% aller Befragten im Gesundheitswesen ein CIRS (Sendlhofer 2018 & 2019). Innerhalb eines großen österreichischen Krankenhausträgers werden pro Jahr ca. 700 CIRS-Meldungen abgegeben. In den meisten CIRS-Fällen wird von den Meldenden als Ursache für einen Beinahefehler Mangel an Aufmerksamkeit, schlechte Kommunikation oder falscher Umgang mit Medizinprodukten angegeben (Sendlhofer 2019).

CIRS ist ein Tool zur Steigerung des organisatorischen Lernens. CIRS macht Verbesserungspotenziale sichtbar, die man vor allem in großen Organisationen übersehen kann!

Nicht nur in Krankenhäusern oder bei Rettungsdiensten ist CIRS implementiert. Beispielsweise unter *www.cirsmedical.at* kann jeder einen Beinahefehler melden. Eingehende Meldungen werden an Experten im Gesundheitswesen zur Kommentierung weitergeleitet und danach der Öffentlichkeit als Web-Beitrag zugänglich gemacht. Besonders interessante CIRS-Berichte werden als „Fall des Monats" gesondert ausgewiesen.

Auch während der Corona-Pandemie kann CIRS ein sehr wertvolles Instrument darstellen. In Deutschland haben sich mehrere Organisationen zusammengetan (Inworks, InPASS, GRB) und stellten ein CIRS-Portal kostenfrei zur Verfügung. Der Sinn lag darin, möglichst schnell eine Erfassung und Auswertung von Organisations- und Kommunikationsdefiziten zu kritischen Ereignissen in der Patientenversorgung und neu aufgetretenen Problemen zu ermöglichen. In weiterer Folge geht es um die Multiplikation gelungener Vorbereitungsstrategien, um kreative Lösungen und erfolgreiche Prozessgestaltungen in der Krise.

CIRS-Meldungen können einen wichtigen Beitrag liefern, das Thema Patienten- und Mitarbeitersicherheit weiter voranzutreiben. CIRS kann aber auch dazu benutzt werden, andere Organisationseinheiten oder Kollegen an den Pranger zu stellen. Daher ist es wichtig, dass sich jede Gesundheitseinrichtung ein Regelwerk gibt, wie CIRS zu verwenden ist. Anonymität war das Gebot der Stunde, als CIRS eingeführt wurde. Anonymität fördert aber auch, dass man CIRS-Meldungen abgibt, die man in einer nichtanonymen Form so nicht gemeldet hätte. In Gesundheitseinrichtungen mit einer fortgeschrittenen Patientensicherheitskultur kann daher durchaus auf die Anonymität verzichtet werden. Dies fördert auf der einen Seite die Qualität der CIRS-Meldungen und führt auf der anderen Seite zur Reduktion von CIRS-Meldungen, die außer einer Belastung für das CIR-System keinen wahren Mehrwert darstellen.

Praktische Tipps und Hilfestellungen	
Plan	- Prozess definieren, welche CIRS-Meldungen gewünscht sind, und wie der gesamte Prozess vom Eingang bis zur Veröffentlichung gestaltet ist - CIRS-Handbuch veröffentlichen (Regelwerk)
Do	- CIRS innerhalb einer Organisation bewerben - CIRS-Meldungen mit Maßnahmen veröffentlichen
Check	- CIRS-Maßnahmen hinsichtlich Umsetzung prüfen - CIRS-Statistik analysieren
Act	- CIRS-Meldungen prüfen, ob weiterhin die „alten" Themen gemeldet werden, trotz implementierter Maßnahmen

4.2 Patientenorientierung

4.2.1 Zufriedenheitsbefragung

Um nicht nur die Sicht der Mitarbeiter zu kennen, sind auch regelmäßige Zufriedenheitsbefragungen von Patienten und/oder deren Angehörigen ein hilfreiches Instrument im Sinne einer 360°-Grad-Feedbackkultur. Dabei sollen unterschiedliche Aspekte in einem Krankenhaus durch die Patienten/Angehörigen beurteilt werden, wie beispielsweise

- Aufnahme,
- Betreuung inkl. Kommunikation, Kompetenz der Behandelnden und Pflegenden,
- Entlassung,
- Nachbetreuung und Koordination,

um nur einige Punkte anzuführen.

Oftmals werden von Gesundheitseinrichtungen individuelle Fragebögen verwendet, welche zum einen den Nachteil haben, dass man kein externes Benchmarking betreiben kann. Zum anderen besteht bei selbst erstellten Fragebögen die Gefahr, dass die Fragen gar nicht oder unzureichend getestet wurden und somit nicht valide sind. Nicht valide Fragen können bei den Befragten zu Missverständnissen führen und die Ergebnisse letztlich unbrauchbar machen. Auch ist bei der Befragungen von Patienten zu beachten, dass eine unterschiedlich ausgeprägte Gesundheitskompetenz, also der Grad, wie es um das Wissen zum Thema Gesundheit steht, einen Einfluss auf das Ergebnis haben kann. Dieser Varianz kann man nur durch eine ausreichend große Stichprobe und entsprechende Grundannahmen entgegentreten.

 Die Meinung des Patienten zählt und hilft den Beteiligten sich im Behandlungsprozess stetig zu verbessern!

Es gibt Anbieter mit etablierten, validen Zufriedenheitsbefragungen, die auf eine große Erfahrung in der Durchführung von Befragungen zurückgreifen können, die Ergebnisberichte entsprechend aufbereiten und auch einen Vergleich mit anderen Gesundheitseinrichtungen ermöglichen. Zusätzlich lohnt es sich jedenfalls Fachliteratur hinsichtlich Befragungen zu sichten und beim jeweiligen Autor um Autorisierung vor der Verwendung anzufragen.

Ein zentraler Punkt ist aber auch, dass man mit den Ergebnissen in der jeweiligen Gesundheitseinrichtung weiterarbeitet, indem man diese analysiert und mit den Organisationseinheiten diskutiert sowie entsprechende Maßnahmen aus den

Rückmeldungen der Patienten ableitet. Wichtig ist, dass auch diese Befragungen in regelmäßigen Intervallen wiederholt werden, um eine Entwicklung in die eine oder andere Richtung erkennen zu können.

4.2.2 Smiley Terminal

Fast jeder hat schon mal einen Smiley Terminal gesehen, sei es in einem Baumarkt oder auf Autobahnraststätten. Derzeit gibt es zwei Varianten, die eine ist simpel gehalten und man drückt gezielt auf eine Frage, wie beispielsweise „wie zufrieden waren Sie mit der Sauberkeit ...", einfach nur den Smiley, den die zu beurteilende Leistung verdient. Eine zweite Variante ermöglicht bereits differenzierte Antwortmöglichkeiten. Ein in eine Vorrichtung eingeklemmtes Tablet ermöglicht eine dreistufige Befragung der Patienten oder Angehörigen:

- Stufe 1: Eine beliebige Hauptfrage kann definiert werden, beispielsweise „Wie war Ihr Aufenthalt heute bei uns?". Es werden vier anklickbare Smiley-Typen angeboten. Danach kommt der Befragte in die zweite Stufe.
- Stufe 2: Beliebige Follow-up-Fragen können je nach Themengebiet durch die Gesundheitseinrichtung definiert werden, je nachdem, was für die Befragung an einer Ambulanz oder Station wichtig erscheint. Beispiele sind:
    - Wartezeit,
    - Information,
    - Freundlichkeit des Personals,
    - Qualität der Behandlung,
    - Raumklima,
    - etwas anderes.
- Stufe 3: In der letzten Stufe wird ein offenes Feedbackfeld geöffnet und der Befragte hat die Möglichkeit, einen Kommentar zu schreiben.

Elegant an dieser Methode ist die einfache Durchführung der Befragung. Es entfallen viele Prozessschritte, die bei einer analogen oder digital basierten Befragung notwendig und auch aufwendig sind, wie beispielsweise:

- Vervielfältigung von Befragungsbögen
- deren Verteilung,
- Eingeben oder Einscannen der ausgefüllten Fragebögen,
- Erstellen von Berichten wie auch
- Übermitteln an den betreffenden Personenkreis, der mit den Ergebnissen letztlich umgehen soll.

Ein großer Vorteil liegt in der digitalen Erfassung der Antworten und damit der Möglichkeit, automatisierte und standardisierte Berichte zu erhalten. Man bekommt einen Gesamteindruck, den sogenannten Zufriedenheitsindex, einen Tages- und Wochenüberblick, einen Vergleichsbericht zu den Vorwochen, sowie die eher sehr gut und gut bewerteten Themen der 2. Stufe wie auch die weniger guten und schlecht bewerteten Themen. Wöchentlich und monatlich erhält ein definierter Personenkreis per E-Mail den Bericht und kann unmittelbar auf die Ergebnisse eingehen. Anbei ein paar Beispiele des Ergebnisberichtes, entnommen aus einer Dummy-Befragung, wie Bild 4.3 zeigt (®HappyOrNot Terminal Ltd.).

So einfach die Durchführung der Befragung auch ist, sie hat auch limitierende Faktoren gegenüber herkömmlichen Befragungen im Gesundheitswesen. Durch diese Art der Befragung kann ein rascher Überblick zu einem allgemeinen Thema geliefert werden, jedoch lassen sich keine tiefergreifenden Aussagen treffen. Dennoch ermöglicht diese Art der Befragung einen raschen und zeitnahen Einblick in die Zufriedenheit oder Unzufriedenheit der Kunden. Es wäre auch möglich, diese Art der Befragung für Mitarbeitende zu verwenden, beispielsweise zur Beurteilung der Zufriedenheit mit dem Kantinenessen und noch vielem mehr.

Zusammenfassend gilt auch bei dieser Art der Befragung, wenn man auf verbesserungswürdige Ergebnisse nicht reagiert, nützt auch diese Befragungsvariante nicht.

Praktische Tipps und Hilfestellungen	
Plan	▪ Verwenden eines passenden, validen Fragebogens. ▪ Definieren, wer befragt werden soll (ambulant, stationär, tagesklinisch). ▪ Was will man mit dem Ergebnis tun?
Do	▪ Durchführen der Befragung an einer ausreichend großen Stichprobe oder umfassend. (kann man eine „Stichprobe befragen"?) ▪ Wahl der Befragungsmethodik sorgsam wählen (analog, digital).
Check	▪ Nach Analyse der Ergebnisse Maßnahmen einführen.
Act	▪ Nach einer ausreichenden Testphase werden die Maßnahmen evaluiert. ▪ Die Befragung wird nach einer gewissen Zeit wiederholt. Die Wiederholung der Befragung hängt vom jeweiligen Ergebnis ab.

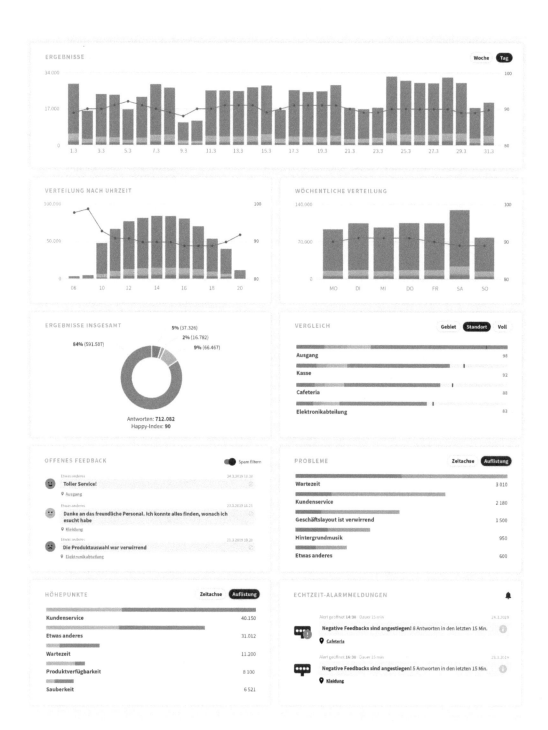

Bild 4.3 Berichtswesen (HappyOrNot®)

4.2.3 Fokusgruppen

Für eine Befragung muss jedoch nicht immer ein größeres Kollektiv analog oder digital mit einem Fragebogen befragt werden. Sogenannte Fokusgruppen eignen sich sehr gut, um beispielsweise von entlassenen Patienten Erkenntnisse über den Krankenhausalltag und zu definierende Subthemen in Erfahrung zu bringen. Es genügen zehn bis 14 Patienten oder Angehörige je Themenbereich/Indikation, die nach einem vorher erstellten semistrukturierten Interviewleitfaden zu definierten Themen befragt werden. Fokusgruppen können auch sektorenübergreifend (niedergelassene Ärzte, Apotheken, Pflegeeinrichtungen oder mobile Pflegedienste) stattfinden, indem man von Mitarbeitern anderer Organisationen die Sichtweisen zum gleichen Themenkomplex wie von den Patienten befragt, wie Bild 4.4 zeigt.

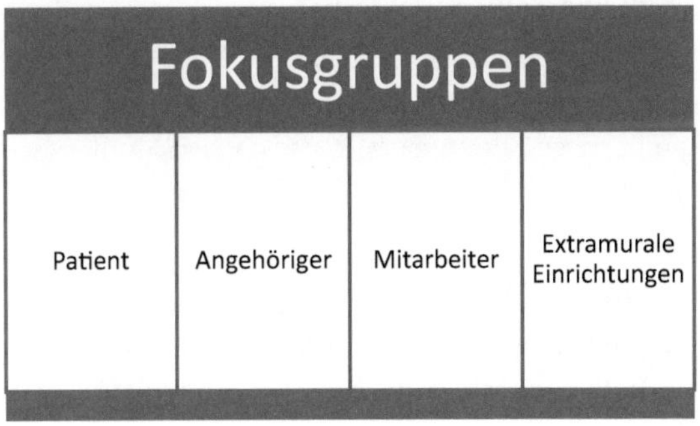

Fokusgruppen

| Patient | Angehöriger | Mitarbeiter | Extramurale Einrichtungen |

Bild 4.4
Möglichkeiten für Fokusgruppen

Allerdings erfordert die Analyse von Fokusgruppen wesentlich mehr Zeitaufwand als eine Befragung und setzt gewisse Erfahrungen in der qualitativen Inhaltsanalyse voraus (Deutsche Forschungsgemeinschaft 2000).

Unsere ersten Erfahrungen zu Fokusgruppen konnten am LKH-Univ. Klinikum Graz im Jahr 2018 mit drei Diplomandinnen gesammelt werden. Eine davon hat im Jahr 2018 eine Fokusgruppenbefragung mit Patienten zu einer bestimmten Erkrankung durchgeführt. Hier war bereits bei der Kontaktaufnahme mit den Patienten ersichtlich, dass nicht viele bereit sind, über ihre Erlebnisse zu berichten (Falk 2018). Um ca. 15 Patienten für eine Fokusgruppe zu gewinnen, kann es schon vorkommen, dass man ca. 200 Patienten befragen muss an einer Fokusgruppe teilzunehmen.

Mithilfe eines semistrukturierten Interviewleitfadens wird dann eine Fokusgruppe geführt. Semistrukturiert bedeutet, dass die Diskussion durch einen Moderator anhand eines vorher erstellten Leitfragenkatalogs geführt wird. Es werden spezifische Fragen gestellt, die offen formuliert sein müssen. Dabei sollen die Teilnehmer einer Fokusgruppe ermuntert werden, sich gegenseitig Fragen zu stellen und ihre Erfahrungen untereinander auszutauschen (Krueger; Casey 2000). Die Moderation ist zurückhaltend, neutral und dennoch zielgeleitet. Wichtig ist auch, dass auf eine patientengerechte Sprache geachtet wird. Der Unterschied zu Einzelinterviews besteht darin, dass eine Bandbreite an Transparenz, von Gedanken, Erlebnissen, Bedürfnissen, Wahrnehmungen und Orientierungen der Gruppe dargestellt werden kann, damit sollen die Forschungsfrage und der Untersuchungsgegenstand besser verstanden werden (IQTIG 2017). Ein weiterer Vorteil ist, dass sich die Gruppenmitglieder gegenseitig dazu animieren können, offen über unangenehme Themen zu sprechen, die diese in einem Einzelinterview eventuell nicht geäußert hätten (Manske 2012). Ein möglicher Nachteil dieser Methode ist, dass generell zurückhaltende Fokusgruppenteilnehmer ihre Meinung nicht bzw. nur eingeschränkt äußern, und so deren Sichtweisen verloren gehen (Manske 2012). Die Gespräche werden aufgezeichnet und anschließend transkribiert. Zur Analyse der erhobenen Rückmeldungen ist eine qualitative Inhaltsanalyse notwendig. Zur Unterstützung dazu gibt es unterschiedliche Softwarelösungen.

 In Fokusgruppen wird ein direkter Informationsaustausch mit Patienten oder Angehörigen ermöglicht. Fokusgruppen gewähren einen tiefen Einblick in das Erlebte der Kunden im Gesundheitswesen!

Der Begründer der qualitativen Inhaltsanalyse, Phillip Mayring, hat das Verfahren in den 1980er-Jahren entwickelt. Ihr zentrales Merkmal ist „die systematische, von expliziten Regeln geleitete und den Inhalt konservierende Zusammenfassung des Analysematerials, mit dem Ziel, dieses auf einen überschaubaren Textkorpus zu reduzieren" (Larcher 2010). Mithilfe dieser Methode sollen also auf Basis des erhobenen Materials Rückschlüsse auf die Forschungsfrage möglich werden und gleichzeitig wird die Komplexität des Materials reduziert (Meier 2014). Dabei wird das Textmaterial reduziert, ohne die relevanten inhaltlichen Aspekte zu verfälschen, um somit einen überschaubaren Textkorpus zu schaffen (Mayring 2016). Die Bezeichnung der Kategorie ergibt sich aus dem gewonnenen Textmaterial und besteht aus Begriffen oder Sätzen.

Diese inhaltsanalytische Methode besteht aus drei zentralen Elementen, die in einem Kodierleitfaden zusammengefasst werden:

- Definition: Beschreibung der Kategorie sowie Festlegung der Textstellen, die in eine Kategorie fallen.
- Ankerbeispiele: beispielhafte Textpassagen, welche die entsprechende Kategorie beschreiben.
- Kodierungsregeln: Für Abgrenzungsprobleme sind Regeln definiert, um eine klare Zuordnung sicherzustellen.

Fokusgruppen stellen ein nützliches Instrument dar, um nähere Details von den Befragten zu erlangen, als es bei herkömmlichen schriftlichen Befragungen der Fall ist. Fokusgruppen sind aber auch zeitintensiver, daher sollte ihr Einsatz mit dem erwarteten Nutzen abgestimmt sein.

Praktische Tipps und Hilfestellungen	
Plan	<ul><li>Zu unterschiedlichen Themen Patienten oder Angehörige befragen</li><li>Neutraler Ort für Interviews ist empfehlenswert</li></ul>
Do	<ul><li>Patienten oder Angehörige einladen</li><li>Semistrukturierter Leitfaden für Gespräch</li><li>Transkribieren des Textes und kodieren</li></ul>
Check	<ul><li>Nach Analyse der Ergebnisse Maßnahmen einführen und prüfen, ob eine Verbesserung eingetreten ist</li></ul>
Act	<ul><li>Neue Maßnahmen setzen</li><li>Fokusgruppe wiederholen oder auf Befragung von Mitarbeitern und Patienten wechseln, um einen umfassenderen Einblick zu erlangen</li></ul>

4.2.4 Beschwerde- und Schadenmanagement

Ein Beschwerdemanagement in einer Gesundheitseinrichtung ist ein weiteres essenzielles Instrument, um gewisse Risiken, die in der Regel noch zu keinem Fehler geführt haben, zu erfahren. Hier ist man allerdings auf die Patienten oder ihre Angehörigen angewiesen, dass diese auch eine Beschwerde einreichen. Um entsprechend Beschwerden zu erhalten, ist ein niederschwelliges und somit leicht zugängliches System notwendig. Wird es für den potenziellen Beschwerdeführer schwierig, die richtige Anlaufstelle zu eruieren, wird er diesen Weg nicht beschreiten, wodurch die Gesundheitseinrichtung eine wichtige Informationsquelle verliert. Beschwerden müssen zeitnah bearbeitet werden und dem Beschwerdeführer sollte das Ergebnis dieser Bearbeitung ebenfalls zeitnah mitgeteilt werden. So kreiert man ein Umfeld, in dem sich der Patient berücksichtigt und verstanden fühlt. Man zeigt auch das Interesse, dass man als Organisation die Anliegen der Patienten und Angehörigen ernst nimmt. Nicht alle Beschwerden müssen eine Veränderung bewirken, oftmals beruhen Beschwerden auf Missverständnissen in der Kommunikation, die durch viele menschliche Faktoren hervorgerufen werden können. Doch auch Missverständnisse beherbergen ein Potenzial für Verbesserungen in der Kommunikation zwischen Experten im Gesundheitswesen und Patienten oder Angehörigen.

 Beschwerden sind ernst zu nehmende Anliegen und führen zu Verbesserungen im Behandlungsprozess!

Im Schadensmanagement gibt es zwei Ansätze, um im Risikomanagement aktiv werden zu können. Es können bereits abgeschlossene Fälle nach Fehlerkategorien unterteilt werden und mit den identifizierten Risiken im klinischen Risikomanagement abgeglichen und entsprechend bearbeitet werden. Im weitesten Sinne prospektiv, also, wenn sich ein Schadenfall rezent aufgetreten ist und sich gerade in Bearbeitung befindet, kann man eine Fallanalyse mit unterschiedlichen Instrumenten (London Protocol, Failure mode effect analysis (FMEA), Ishikawa-Fischgrätendiagramm etc.) aus dem klinischen Risikomanagement durchführen. Ungeachtet dessen, ob aus dem potenziellen Schadensfall auch tatsächlich ein Schaden entsteht, kann eine Gesundheitseinrichtung aus solchen Fällen bereits vor einer rechtlichen Klärung lernen. Schlichtungen oder gerichtliche Verfahren können mehrere Jahre beanspruchen, bis es zu einem Abschluss kommt. Daher kann man diese Zeit im klinischen Risikomanagement gut nutzen und bereits proaktiv im Sinne einer kontinuierlichen Verbesserung tätig werden.

Das Beschwerde- und Schadensmanagement stellen somit, genauso wie das CIRS, eine wichtige Komponente im Risikomanagement dar. Qualitäts-, Risiko-, Beschwerde- und Schadensmanagement sollen daher nie isoliert betrachtet werden.

5 Top-Risiken im Gesundheitswesen

Die Risiken im Gesundheitswesen sind derart umfassend, dass sich der Fokus auf die derzeit wichtigsten Risiken mit einem hohen Gefährdungspotenzial für die Patienten konzentriert.

■ 5.1 Medikationsfehler

Medikationsfehler verursachen etwa 1 – 2 % der Komplikationen bei stationären Patienten (Dean Franklin 2011). Dies würde für ein durchschnittliches Tertiärkrankenhaus mit 1500 Betten und ca. 80 000 Patienten pro Jahr bedeuten, dass 900 – 1800 Patienten jährlich eine medikationsbasierte Komplikation aufweisen. Jährlich sterben weltweit nachweislich ca. 7000 Menschen aufgrund von unleserlicher Medikationsverordnung (Naik 2016).

Typischer Fall: Meist passieren Fehler durch Unachtsamkeit und durch das fehlende Kontrollieren der zu verabreichenden Medikation. Die Unachtsamkeit wird durch die täglich durchzuführende Routinetätigkeit verstärkt, da man sich als handelnde Person seiner Sache sicher scheint. Beispielsweise wurde in einem Krankenhaus die Lagerordnung zweier Medikamente durch einen Mitarbeiter verändert. Das Medikament, welches links im Medikamentenschrank bis zum Vortag stand, war am nächsten Tag auf der rechten Seite. Dies fiel in weiterer Folge nicht auf und als ein Medikament vorbereitet werden musste, griff ein anderer Mitarbeiter in gewohnter Weise auf die linke Seite und entnahm die Infusionsflasche. Da ein Identifizieren des Medikaments ausblieb, fiel der fatale Fehler erst auf, als ein Patient verstarb.

Ein weiteres Beispiel: Im Zuge einer ambulanten Krebstherapie wurde eine Spritze, die für die Vene bestimmt war, ins Rückenmark verabreicht. Der Patient verstarb. Auch hier wurde es versäumt, das Medikament korrekt zu identifizieren. Am Etikett waren alle dazu notwendigen Angaben vermerkt.

Diese Liste mit Medikationsfehlern lässt sich beliebig fortsetzen. Faktoren, die zu Medikationsfehlern beitragen, sind vielfältig (Britts 2017, Sheikh 2017) und treten in allen Phasen des Medikationsprozesses auf, wie bei der handschriftlichen Verordnung (von einer 7%igen bis zu einer 49%igen Fehlerrate), Übertragung der Medikamente auf ein anderes Dokument (11%ige Fehlerrate), Dosierung/Dispensierung bzw. Vorbereitung (14%ige Fehlerrate) und Verabreichung (26%ige Fehlerrate) (Brits 2017, Sendlhofer 2019). Alleine bei der Verabreichung eines Medikaments sind schon zahlreiche Fehler möglich:

- Verwechslung von Medikamenten,
- falsche Applikationsart,
- falscher Patient,
- Übersehen einer bekannten Allergie,
- falsche Dosierung oder
- Wechselwirkungen mit bestehender Medikation.

Fehler entstehen häufig bei:
- handschriftlicher Verordnung (7%ige bis 49%ige Fehlerrate),
- Übertragung der Medikamente auf ein anderes Dokument (11%ige Fehlerrate),
- Dosierung/Dispensierung bzw. Vorbereitung (14%ige Fehlerrate) und
- Verabreichung (26%ige Fehlerrate).

Zusätzlich erhöhen sogenannte ähnlich aussehende (look-alike) oder ähnlich klingende (sound-alike) Medikamente die Verwechslungsgefahr (LA-SA). Noch weiter verschärft wird die Problematik mit LA-SA durch die Zunahme von Generika. Generika werden zum einen aus wirtschaftlichen Aspekten und zum anderen aus Gründen von Lieferengpässen eingekauft. Daher stellt die Zunahme an sogenannten Ersatzpräparaten in einem Krankenhaus für den Medikationsprozess ein zusätzliches Risiko dar, wie beispielsweise:

- Anordnungen müssen geändert werden, wenn das ursprünglich angeordnete Medikament nicht vorrätig oder lieferbar ist.
- Die Lagerhaltung wird erschwert und unübersichtlich, da es zu einem Wirkstoff mehrere Ersatzpräparate geben kann.
- Beim Dispensieren bzw. Vorbereiten besteht durch die Zunahme an vorrätigen Medikamenten sowie Ersatzpräparaten eine Verwechslungsgefahr sowie das Risiko, dass man ein Ersatzpräparat in falscher Dosierung dispensiert.
- Patienten werden durch wechselnde, anders aussehende und eventuell anders wirkende Medikamente verunsichert.

In der Hektik des Alltags kann eine Verwechslung schnell passieren, beispielsweise „Cotrimazol" statt „Clotrimazol" oder „Chinin" statt „Chinidin". Nach Schätzung der Stiftung Patientensicherheit Schweiz kommt es in der Schweiz jährlich zu 250 bis 500 letal ausgehenden Medikationsfehlern, dies durch die Gabe eines falschen Medikaments, einer falschen Dosierung oder durch einen schädlichen Mix von Arzneimitteln.

Um Verbesserungen im Medikationsprozess zu erzielen, ist es sinnvoll, die groben Prozessschritte zu definieren, um dann in weiterer Folge fokussiert auf die jeweiligen möglichen Gefahrenquellen eingehen zu können. Der Medikationsprozess kann in folgende wesentliche Schritte unterteilt werden:

- **Prozessschritt 1:** Einkauf und Logistik
- **Prozessschritt 2:** Erstanordnung, Weiterverordnung und Vorbereiten von Medikamenten
- **Prozessschritt 3:** Austeilen bzw. Verabreichen von Medikamenten
- **Prozessschritt 4:** Weiterverordnung von Medikamenten für den poststationären Bereich

5.1.1 Einkauf und Logistik

Die Einkaufsstrategie eines Krankenhauses oder eines Krankenhausbetreibers richtet sich nach der Verfügbarkeit der Medikamente am Markt. Generell kann es immer wieder zu Lieferengpässen oder Ausfällen bei Lieferanten kommen. Es wird dann möglichst rasch nach Ersatzpräparaten gesucht oder ein anderes Medikament mit einem anderen Wirkstoff und ähnlichem therapeutischen Effekt vorgeschlagen und besorgt. Von Lieferengpässen sind fast alle Pharmabetriebe betroffen. Die Gründe für Ausfälle sind mannigfaltig, von ökonomischen Gründen bis hin zu Rohstoffverknappungen. Medikamente können in Märkte verlagert werden, wo ein höherer Verkaufspreis erzielt wird. Um diese Verlagerungen von Medikamenten in andere Länder zu verhindern, sollte es daher Regulierungen der einzelnen Länder geben, sodass ein Markt mit den zugelassenen Produkten ausreichend versorgt werden kann. Lieferengpässe sind auch oft nicht zu antizipieren, da diese kurzfristig auftreten können. Es gibt daher keine Möglichkeit, ein geeignetes Frühwarnsystem einzubauen.

All diese Faktoren stellen den Einkauf vor eine große Herausforderung. Es erhöht sich der Aufwand im Bestellwesen wie auch in der Lagerhaltung. So kann es mit der Zeit passieren, dass zu einem Wirkstoff mehrere Ersatzpräparate vorrätig sind. Findet die Lagerhaltung beispielsweise auf Stationen nach Handelsnamen und nicht nach Wirkstoff statt, kann es vorkommen, dass gewisse Medikamente nicht rechtzeitig verbraucht werden und ihr Ablaufdatum überschritten wird. Zusätzlich ist auch die Information, dass ein Medikament gegen ein anderes ausgetauscht werden muss, an alle belieferten Stationen mitzuteilen. Durch den raschen Wechsel von Medikamenten sind in weiterer Folge Ärzte bei der Verordnung von Medikamenten gefordert wie auch die Pflege, die in der Regel Medikamente an Stationen gemäß der ärztlichen Verordnung an die Patienten austeilt.

Die sich daraus ergebenden **Risiken** sind unter anderem:

- Ein Präparat ist nicht lieferbar, es wird ein Ersatzpräparat mit gleichem Wirkstoff und gleicher Darreichungsform geliefert. Das Präparat sieht anders aus, hat andere Hilfsstoffe und dadurch eventuell eine andere Wirkung.
- Ein Präparat ist nicht lieferbar, es erfolgt ein Vorschlag eines anderen Präparats mit anderem Wirkstoff und/oder anderer Darreichungsform. Das Präparat kann beispielsweise zusätzliche Nebenwirkungen oder eine andere Wirkung aufweisen, die für eine zielgerichtete Therapie nicht förderlich ist.
- Durch eine Vielzahl an wöchentlich sich ändernden Medikamenten ist der Informationsfluss von der einkaufenden Stelle bis hin zu den Ärzten und der Pflege erschwert.
- Als Folge ist die Lagerhaltung vorhandener Medikamente am Stützpunkt zu einem Wirkstoff unübersichtlich. Zusätzlich entsteht für die Bestellenden auf den Stationen ein erhöhter Aufwand, stets das aktuell verfügbare Präparat zu finden.
- Durch einen permanenten Wechsel der Medikamente erhöht sich die Verwechslungsgefahr von LA-SA.

Die sich daraus ergebenden **Lösungsansätze** sind unter anderem:

- An den Stationen kann eine Lagerhaltung nach Wirkstoffen helfen, die Übersicht über alle vorhandenen Ersatzpräparate zu behalten. Dadurch kann auch ein zielgerichteter Verbrauch von Medikamenten ermöglicht werden, um die Anzahl vorhandener Ersatzpräparate so gering wie möglich zu halten.
- Eine elektronische Lagerlogistik über alle Bereiche hinweg kann einen fehlenden Informationsfluss über neue Medikamente oder Lieferengpässe wie auch das Bestellwesen erleichtern.
- Ein weiterer Lösungsansatz zur vereinfachten Lagerhaltung sowie zur Reduktion der Logistik kann sein, dass man statt zentraler Medikamentenlager je Station wenige dezentrale Medikamentenlager errichtet. Diese versorgen mehrere stationäre Bereiche und das Personal führt ausschließlich die Austeilung/Verabreichung durch. Die Dezentralisierung kann umgekehrt aber auch wieder zu Erschwernissen führen, wenn es bei bereits ausgelieferten Medikamenten für einen Patienten kurzfristig zu einer Medikationsänderung kommt.

So hat bereits das Bestellwesen einen großen Einfluss auf die Medikationssicherheit und fordert nicht nur die Apotheker in der Beschaffung, sondern in weiterer

Folge auch die Ärzte und die Pflegepersonen im Anordnungs- und Verabreichungsprozess. Letztlich ist auch der Patient mit sich ändernden Medikamenten während eines Krankenhausaufenthalts konfrontiert.

5.1.2 Erstanordnung, Weiterverordnung und Vorbereitung von Medikamenten

Der Patient wird aufgenommen und bringt keine oder eine unvollständige Medikationsliste mit. Im besten Fall kann der Patient eine vollständige Medikationsliste vorlegen, an der sich der Arzt bei der Erstanordnung orientieren kann. Der Patient nimmt mitgebrachte Medikamente selbstständig ohne Rücksprache mit einem Arzt ein. Dazu kommt der bereits angesprochene mögliche Wechsel von Medikamenten, der nicht nur die Stationen vor eine große Herausforderung stellt, sondern auch den Patienten. Der verordnende Arzt kennt, sofern nicht schon ein digital unterstütztes Werkzeug verwendet wird, den Lagerstand und somit die vorhandenen Medikamente am Stationsstützpunkt nicht und ordnet das für ihn „übliche" Medikament an. Die Pflege, zu deren Aufgabe das Austeilen von Medikamenten gehört, hat das verordnete Medikament nicht lagernd, muss nun den Arzt wieder kontaktieren, damit die Anordnung auf das tatsächlich vorhandene Medikament umgeschrieben wird. Allein an diesem Rückkoppelungsprozess zwischen Arzt und Pflege ist zu erkennen, wie aufwendig eine Verordnung von Medikamenten vonstattengehen kann.

Typischer Fall: Ein Patient kommt mit seiner Dauermedikationsliste in ein Krankenhaus. Bei einem der Medikamente handelt es sich um ein Präparat, das nur einmal wöchentlich gegeben werden darf. Fälschlicherweise ordnet der Arzt das Medikament täglich an. Der Patient erhält somit im Zuge seines Krankenhausaufenthalts eine Überdosis mit einhergehenden lebensbedrohlichen Folgen. Die Ursache für eine falsche Anordnung kann darin liegen, dass der anordnende Arzt das Medikament nicht kennt oder dass er aus Macht der Gewohnheit auch dieses Medikament wie die meisten anderen einfach täglich anordnet.

Die **Risiken im Anordnungsprozess** sind unter anderem:
- Patient kommt mit unvollständiger oder keiner Medikationsliste.
- Ein Präparat ist nicht lieferbar, es wird ein Ersatzpräparat mit dem gleichen Wirkstoff und gleicher Darreichungsform geliefert. Das Präparat sieht anders aus, hat andere Hilfsstoffe und dadurch eventuell eine andere Wirkung.
- Ein Präparat ist nicht lieferbar, es erfolgt ein Vorschlag für ein anderes Präparat mit anderem Wirkstoff und/oder anderer Darreichungsform. Das Präparat kann zusätzliche Nebenwirkungen aufweisen, die für eine zielgerichtete Therapie nicht förderlich sind.

- Durch einen permanenten Wechsel der Medikamente erhöht sich die Verwechslungsgefahr von LA-SA beim Austeilen von Medikamenten.
- Durch einen möglichen Wechsel der Medikamente ergibt sich auch das Risiko, dass Ersatzpräparate oder Vorschläge nicht in gleicher Weise wie das ursprüngliche Medikament aufgrund seiner Zusammensetzung sondiert werden können.
- Bei noch handschriftlich geführten Fieberkurven kann die Unleserlichkeit und Unvollständigkeit von Verordnungen ein weiteres Gefahrenpotenzial aufweisen (falsches Medikament wird ausgeteilt, falsche Dosierung, falsche Darreichungsform etc.).
- Fehlender Abgleich mit der auf der elektronischen Gesundheitsakte (beispielsweise in Deutschland die elektronische Patientenakte ePA oder in Österreich die sogenannte e-Card) gespeicherten Medikationsliste.
- Fehlerhafte Übertragung der Medikamente ins Krankenhausinformationssystem (KIS).
- Unverträglichkeiten oder Allergien (nicht angegeben, angegeben, aber nicht dokumentiert, dokumentiert, aber übersehen, nicht bekannt, falsch dokumentiert).
- Verordnung von Medikamenten in einer falschen Dosierung bei Hochrisikomedikamenten.
- Mündliche Anordnungen von Medikamenten, beispielsweise telefonische, können zu fatalen Fehlern führen. Wird die Anordnung falsch verstanden und nicht nachgefragt, ob das Medikament und die Dosis korrekt verstanden wurden, führt dies zu einer Über- oder Unterdosierung eines Medikaments oder zur Gabe eines falschen Medikaments.

Die sich daraus ergebenden **Lösungsansätze** sind unter anderem:

- Die Verwechslungsgefahr von Medikamenten (LA-SA) kann zum einen nur durch aufmerksames Lesen reduziert werden. Zum anderen kann die Digitalisierung aller Arbeitsschritte, von der Verordnung der Medikamente in Zusammenschau mit dem elektronischen Lagerstand bis hin zum Austeilen von Medikamenten das Verwechslungsrisiko minimieren. Anstatt des Vier-Augen-Prinzips kann durch das Scannen der Medikamente, die an einen Patienten ausgeteilt werden, eine Rückkoppelung mit der elektronischen Fieberkurve erfolgen.
- Bei der „Read back"-Methode versichert sich der Empfänger einer Information, ob er diese richtig verstanden hat, indem nochmals die Angaben (Medikament, Dosis, für welchen Patienten) gegengeprüft werden. Der anordnende Arzt bestätigt die wiederholten Aussagen.
- Einhalten der **6-R-Regel** – grundlegend gilt immer: lesen und vergewissern!
    - Richtiger Patient

- Richtiges Medikament
- Richtige Dosis
- Richtiger Zeitpunkt
- Richtige Applikation
- Richtige Dokumentation
- Digitalisierung von papiergeführten Fieberkurven bringt viele Vorteile mit sich. Allergien auf Medikamente werden derart erfasst (ATC-Code), dass bei einer möglichen Anordnung eine automatisierte Warnung für den Arzt erscheint. Medikamente können nur bis zur Maximaldosis verordnet werden, somit würden versehentliche Anordnungen wie beispielsweise von Methotrexat der Vergangenheit angehören. Auch können gefährliche Wechselwirkungen von Medikamenten von Fall zu Fall zu einer Absetzung eines Medikaments führen. Der verordnende Arzt kann nur jene Medikamente anordnen, die sich auch tatsächlich im Lagerstand befinden. Somit fallen zeitaufwendige Rückfragen und Recherchen weg. Digitale Fieberkurven wären auch ein probates Mittel, um klinische Pharmazeuten in einem Remote-Ansatz in die Beurteilung von Polypharmazie miteinzubeziehen. So könnten klinische Pharmazeuten, wenn sie nicht ausreichend Ressourcen für eine Vor-Ort-Betreuung besitzen, eine Prüfung bzw. Erstbeurteilung vom Arbeitsplatz aus durchführen, mit der Möglichkeit einer telefonischen Rückmeldung an den verordnenden Arzt.

Um das Gefahrenpotenzial von handschriftlich geführten Fieberkurven aufzuzeigen, erfolgte in einem Krankenhaus eine Studie, wie den Erfordernissen einer korrekten und vollständigen Anordnung entsprochen wird. In dieser Studie wurden je Station fünf Fieberkurven hinsichtlich einer leserlichen und vollständigen Anordnung anhand von 15 Kriterien bewertet (Sendlhofer 2019). Die Selbstbeurteilung je Station erfolgte durch einen Arzt gemeinsam mit einer Pflegeperson, danach wurde eine Fremdbeurteilung derselben Fieberkurven durch Mitarbeiter der Qualitäts- und Risikomanagementabteilung durchgeführt. In der Selbstbewertung wurde die Leserlichkeit der Anordnungen mit 79,3 % angegeben, in der Fremdbeurteilung hingegen nur mit 50,5 %. Die Dosierung war laut den Selbstbeurteilern zu 71,2 % korrekt, gemäß Fremdbeurteilung war dies nur zu 51,9 % erfüllt. Das Dosierungsintervall (morgens/mittags/abends) wurde in der Selbstbeurteilung mit 54 % als korrekt erachtet, in der Fremdbeurteilung wurde lediglich ein Wert von 30,3 % erreicht. Alleine anhand dieser drei von 15 Kriterien wird ersichtlich, dass die Selbstwahrnehmung mit der Fremdwahrnehmung nicht kongruent ist. Jede Station bekam nach der Selbst- und Fremdbewertung einen vergleichenden Bericht (siehe Bild 5.1), die rote Kurve entsprach der Selbstbeurteilung und die blaue Kurve der Fremdbeurteilung. Die Abweichungen zwischen beiden Kurven entsprachen dem Verbesserungspotenzial und wurden als umzusetzende Maßnahme an die jeweilige Station rückgemeldet.

OT - Selbstbewertung "Fieberkurvenführung"_Februar 2017

Profillinie

Zusammenstellung: OT - Selbstbewertung "Fieberkurvenführung"_Februar 2017

Vergleichslinie:
Zusammenstellung: OT - Fremdbewertung "Fieberkurvenführung"_Stabsstelle QM-RM_Februar 2017

Verwendete Werte in der Profillinie: Mittelwert

2. Selbstbewertung

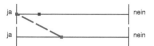

2.1) Werden Risikofaktoren/Allergien bzw. keine Risikofaktoren/keine Allergien auf der Fieberkurve dokumentiert bzw. wird das dafür
 ja — nein n=5 mw=1,0 md=1,0 s=0,0
        n=5 mw=1,2 md=1,0 s=0,4

2.2) Werden Risikofaktoren/Allergien auch in openMEDOCS dokumentiert?
 ja — nein n=5 mw=1,4 md=1,0 s=0,5

3.

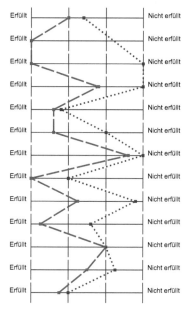

3.1) Werden Verordnungen auf der Fieberkurve lesbar geschrieben?
 Erfüllt — Nicht erfüllt n=5 mw=2,0 md=2,0 s=1,2
                        n=5 mw=2,4 md=2,0 s=1,1

3.2) Wird das aktuelle Austauschmedikament/ Generikum auf der Fieberkurve verordnet?
 Erfüllt — Nicht erfüllt n=4 mw=1,0 md=1,0 s=0,0

3.3) Werden Medikamente mit Dosis bzw. Konzentration verordnet (Richtig: mg, ml; falsch: Ampulle)?
 Erfüllt — Nicht erfüllt n=5 mw=1,0 md=1,0 s=0,0
                        n=5 mw=4,0 md=4,0 s=0,0

3.4) Wird der Zeitpunkt der Verabreichung richtig verordnet (Richtig: 1-0-1-0; falsch: 2x1 oder z.B. wöchentliche Gabe mit Tag/Datum)?
 Erfüllt — Nicht erfüllt n=5 mw=2,8 md=3,0 s=1,3
                        n=5 mw=4,0 md=4,0 s=0,0

3.5) Werden Medikamente vollständig ausgeschrieben (z.B. Neodolpasse statt NDP)?
 Erfüllt — Nicht erfüllt n=5 mw=1,6 md=1,0 s=0,9
                        n=5 mw=1,8 md=2,0 s=0,8

3.6) Werden Verordnungen ärztlich paraphiert?
 Erfüllt — Nicht erfüllt n=5 mw=1,6 md=1,0 s=0,9
                        n=5 mw=3,0 md=3,0 s=0,7

3.7) Werden Änderungen der Verordnung ärztlich paraphiert?
 Erfüllt — Nicht erfüllt n=5 mw=3,6 md=4,0 s=0,9
                        n=5 mw=4,0 md=4,0 s=0,0

3.8) Werden Verordnungen bei Änderungen so durchgestrichen, dass sie lesbar bleiben?
 Erfüllt — Nicht erfüllt n=1 mw=1,0 md=1,0 s=0,0
                        n=4 mw=2,0 md=2,0 s=0,8

3.9) Werden Medikamente ausschließlich in der Anordnungsspalte verordnet?
 Erfüllt — Nicht erfüllt n=4 mw=2,3 md=2,0 s=1,3
                        n=5 mw=3,8 md=4,0 s=0,4

3.10) Wird in einer Zeile ausschließlich ein Medikament verordnet?
 Erfüllt — Nicht erfüllt n=4 mw=1,3 md=1,0 s=0,5
                        n=5 mw=2,6 md=3,0 s=0,5

3.11) Werden Medikamente für den Folgetag weiterverordnet?
 Erfüllt — Nicht erfüllt n=4 mw=3,0 md=3,0 s=0,8
                        n=5 mw=3,0 md=3,0 s=0,7

3.12) Wird bei der Bedarfsmedikation der Bedarf definiert (z.B. bei Schmerzen, bei Übelkeit)?
 Erfüllt — Nicht erfüllt n=4 mw=2,5 md=2,5 s=1,3
                        n=4 mw=3,3 md=3,0 s=0,5

3.13) Wird bei der Bedarfsmedikation die tägliche Maximaldosis angegeben (z.B. bis 3x tgl. oder alle 8 Std.)?
 Erfüllt — Nicht erfüllt n=4 mw=1,8 md=1,5 s=1,0
                        n=4 mw=2,0 md=2,0 s=0,8

Bild 5.1 Selbst- und Fremdbewertung der handschriftlichen Verordnung

Betrachtet man nur drei Parameter, nämlich die Leserlichkeit, Dosierung und das Dosierungsintervall, waren nur 13,7 % aller Fieberkurven korrekt geführt. Nach der Ersterhebung folgten Schulungen zur korrekten Anordnung von Medikamenten und es wurde auch versucht, bestehende Fieberkurven übersichtlicher zu gestalten. Nach sechs Monaten wurde eine zweite Selbst- und Fremdbeurteilung durchgeführt. Hierbei zeigte sich durchwegs eine Verbesserung (Selbstbeurteilung Leserlichkeit: 88,8 % versus Fremdbeurteilung: 66 %; Selbstbeurteilung Dosierung: 77 % versus Fremdbeurteilung: 59,9 %; Selbstbeurteilung Intervall: 65 % versus Fremdbeurteilung: 42,6 %). Die Anzahl der korrekt geführten Fieberkurven erhöhte sich auf insgesamt 24,9 %.

In Summe wurde ersichtlich, wie schwierig es ist, den analogen Prozess der Medikamentenanordnung qualitativ hochwertig zu gestalten. Man kann sich bei Nichtvorhandensein einer vollständigen digitalen Fieberkurve behelfen, indem die Fieberkurvenvorlage als elektronischer File erstmalig ausgefüllt und dann ausgedruckt wird. Dadurch ist zumindest die Erstanordnung leserlich vorhanden. Durch eine digitale Fieberkurve werden die Leserlichkeit und Vollständigkeit von Anordnungen gewährleistet, wie auch eine Prüfung von Interaktionen (Wechselwirkungen) von Medikamenten. Dennoch bleiben weiterhin potenzielle Risiken bestehen, indem ein Medikament trotz korrekter Anordnung beispielsweise in einer falschen Dosierung verabreicht werden kann.

5.1.3 Austeilen bzw. Verabreichung von Medikamenten

Das Austeilen oder Richten von Medikamenten erfolgt durch einen diplomierten Gesundheits- und Krankenpfleger. In vielen Fällen wird das Austeilen der Medikation im Vier-Augen-Prinzip durchgeführt. Doch auch dabei kann es immer wieder zu Fehlern kommen (falsche Dosierung, fehlendes Medikament etc.). In der Regel werden die Medikamente in einem Krankenhaus in einem Dispenser (Dosierer) zum Patienten gebracht. Der Patient nimmt, sofern nicht kognitiv beeinträchtigt, die Medikamente selbstständig ein. Dabei kann es auch vorkommen, dass ein Patient aufgrund einer Verwechslung und/oder aufgrund einer fehlenden Patientenidentifikation den falschen Dispenser erhält. Zusätzlich besteht die Gefahr, dass ein Patient mitgebrachte Medikamente ohne Rücksprache einnimmt.

Typischer Fall: In einem Krankenhauszimmer liegen zwei Patienten. Eine Pflegeperson bringt die vorbereiteten Medikamente und gibt jedem Patienten einen Dispenser. Patient A erhält fälschlicherweise den Dispenser von Patient B. Die Verwechslung fiel erst auf, als Patient B an den Folgen der Verwechslung der Dispenser sowie der Einnahme der falschen Medikamente verstarb.

Die **Risiken** in diesem Prozessschritt sind unter anderem:

- Fehlerhaftes Vorbereiten von Medikamenten (Verwechslung von Medikamenten (LASA, Dosierungsfehler etc.),
- Verwechslung von Medikamenten,
- falsche Applikationsart,
- falscher Patient,
- falsche Dosierung,
- Wechselwirkungen von Medikamenten,
- fehlende oder unzureichende Compliance des Patienten.

Zusätzlich erhöhen sogenannte ähnlich aussehende (look-alike) oder ähnlich klingende (sound-alike) Medikamente die Verwechslungsgefahr (LA-SA). Patienten beschweren sich, dass sie das neue Medikament nicht kennen, dies bedarf zusätzlicher Aufklärungsarbeit durch eine Pflegeperson bzw. einen Arzt. Ähnlich wie schon beim Thema Einkauf und Logistik spielt auch LA-SA hier eine große Rolle. Die Zunahme an Generika stellt im Anordnungsprozess ein zusätzliches Risiko dar, beispielsweise:

- Anordnungen müssen geändert werden, wenn ein bestimmtes angeordnetes Medikament nicht vorrätig/lieferbar ist,
- beim Dispensieren bzw. Vorbereiten ist durch die Zunahme an vorrätigen Medikamenten sowie Ersatzpräparaten eine Verwechslungsgefahr sowie das Risiko, dass man ein Ersatzpräparat in falscher Dosierung dispensiert, gegeben,
- Patienten werden durch wechselnde Medikamente verunsichert (anderes Aussehen, andere Wirkung etc.) und
- eine mangelhafte Compliance des Patienten aufgrund sich ständig wechselnder Medikamente in Form und Farbe.

Die sich daraus ergebenden **Lösungsansätze** für ein Krankenhaus sind unter anderem:

- Das Austeilen von Medikamenten erfolgt im Vier-Augen-Prinzip und findet im Tagdienst statt. Ein Austeilen in der Nachtschicht hat den Nachteil einer geringeren Besetzung der Dienstmannschaft. Das Austeilen hat unter größtmöglicher Ruhe ohne die Gefahr einer Ablenkung in einem geeigneten Raum zu erfolgen.
- Bei Hochrisikomedikamenten (beispielsweise Vincaalkaloide) erfolgt eine Sechs-Augen-Kontrolle. Eine Verabreichung erfolgt in Form einer Kurzinfusion über die Vene. Intrathekale und intravenöse Gaben finden für einen Patienten in unterschiedlichen Räumen statt, um einer Verwechslung von Medikamenten entgegenzuwirken (Stiftung Patientensicherheit 2018, BASG, BfArM).

- LA-SA-Medikamente wie auch alle anderen Medikamente werden korrekt identifiziert, indem man den Medikamentennamen liest und nicht auf die Farbe der Verpackung des Medikaments achtet.
- Herzustellende Medikamente wie beispielsweise Heparin-Perfusor-Spritzen finden nach einem vorliegenden Dosierungsschema statt. Bei Gefahr der Verkeimung hat die Herstellung von Ernährungs- und Infusionslösungen in einer Laminar Air Flow zu erfolgen.
- Medikamente, die einen Lichtschutz benötigen, werden erst vor der Einnahme an den Patienten aus dem Blister genommen und ausgeteilt. Dies verhindert das Schlucken von Medikamenten mit dem Primärpackmittel und sichert auch die Einnahme zum richtigen Zeitpunkt.
- Beim Verteilen der Dispenser an die Patienten erfolgt eine Identifikation des Patienten und ein Abgleich der Information (Patientenname, Geburtsdatum, Sozialversicherungsnummer) am Dispenser zur Vermeidung einer möglichen Verwechslung.
- Verordnete Medikamente werden auf mögliche lebensbedrohliche Wechselwirkungen geprüft und im Idealfall erfolgt bei mehr als fünf verordneten Medikamenten eine Prüfung auf Polypharmazie, auch wenn ein klinischer Pharmazeut in vielen europäischen Ländern nicht gesetzlich vorgeschrieben ist.
- Um die Compliance von Patienten bei der Einnahme von Medikamenten zu erhöhen, ist es unerlässlich, den Patienten im richtigen Umgang mit der Medikamenteneinnahme zu schulen bzw. zu unterweisen. Es ist unerlässlich, dass man dem Patienten auch erklärt, warum sich ab und zu die Medikamente im Aussehen unterscheiden können.

Ein Medikationsfehler kann im Worstcase-Szenario tödlich ausgehen. Die meisten Medikationsfehler bleiben unbemerkt, da sie keine (unmittelbaren) Folgen für den Patienten haben. Nach dem Eisbergprinzip ist nur die Spitze der Fehler bekannt, nämlich jene Fälle, die einen tragischen Ausgang hatten und der breiten Öffentlichkeit durch mediale Berichterstattung bekannt werden.

Beispiele in der rezenten Vergangenheit waren:

- Tod durch Überdosierung von MTX,
- Tod durch Verwechslung von Medikamenten aufgrund einer Verwechslung von Dispensern/Patienten,
- Tod durch Verwechslung von Infusionslösungen.
- einem Patienten wurde ein Medikament gespritzt, das eigentlich mit Wasser zu trinken gewesen wäre,
- falscher Applikationsweg, statt intravenös erfolgte eine intrathekale Gabe eines Vincaalkaloids.

Insgesamt betrachtet können solche Fehler aus heutiger Sicht nicht gänzlich ausgeschlossen werden, aber wenn man sich mit diesem Thema und seinen Folgen gründlich auseinandersetzt und sorgfältig arbeitet, sind viele Medikationsfehler vermeidbar. Für Hochrisikomedikamente ist es daher empfehlenswert, sogenannte High-Alert-Medikationslisten zu erstellen oder bereits bestehende Informationen im Internet zu recherchieren (ISMP 2020). Beispielsweise wurden von zwei Universitätskliniken in Deutschland und Österreich sogenannte One-Pager für High-Alert-Medikamente erstellt, die im Intranet in der jeweiligen Gesundheitseinrichtung abrufbar sind. Tabelle 5.1 zeigt ein Beispiel.

Tabelle 5.1 One-Pager für High-Alert-Medikamente (Beispiel)

Methotrexat (MTX) bei rheumatischen Erkrankungen und Hauterkrankungen	
Anwendungsgebiete:	Schwere Psoriasis vulgaris, schwere rheumatische Arthritis, Morbus Crohn, schwere Leber-, Nieren-, Lungen-, Blutbildschäden, Alkoholabusus.
Kontraindikationen	Immundefizienz, schwere Infektionen (TBC, HIV), Stomatitis, Magen/Darm-Ulcera, Schwangerschaft, Stillzeit, Personen mit Kinderwunsch. Zahlreiche Interaktionen mit anderen Medikamenten sind zu beachten (NSAR/Diclofenac, ASS etc.).
Risiken	MTX darf bei rheumatischen Erkrankungen oder Erkrankungen der Haut nur 1x wöchentlich verabreicht werden. MTX ist teratogen und verbleibt lange im Körper (Verhütung bei Männern und Frauen bis 6 Monate nach Therapie). Bei einer Überdosierung von MTX können wegen dessen Myelotoxizität schwere Komplikationen und Nebenwirkungen auftreten, die zunächst schwer zu erkennen sind. Durch die Verschlechterung des Blutbildes können Schleimhautulcerationen bis hin zur Sepsis auftreten. Dosierungen über 25 mg/Woche können mit beträchtlichem Ansteigen der Toxizität einhergehen, Überdosierungen können zum Tod führen.
Allgemeine Präventionsmaßnahmen	Bei rheumatologischen, dermatologischen Erkrankungen und M.-Crohn-Patienten (MTX oral oder parenteral) sollten folgende Präventionsmaßnahmen beachtet werden: 1. MTX-Medikation als fallübergreifende Risikoinformation in der Behandlungsdokumentation hinterlegen. 2. Wochentherapieplan vor erster Gabe erstellen (Einzeldosis, Dosierungsintervall und Wochentag der Einnahme mit Patienten vereinbaren). 3. Vor erster MTX-Einnahme im Krankenhaus, vorangegangene Dosis und Wochentag der bisherigen Einmalgabe eruieren. 4. Wochentherapie muss Folsäurepräparat enthalten. 5. MTX-Tabletten dürfen grundsätzlich nicht geteilt oder gemörsert werden. 6. Tablette(n) mit mindestens 200 ml Wasser einnehmen. 7. Patientenaufklärung vor erster Gabe durchführen.

Methotrexat (MTX) bei rheumatischen Erkrankungen und Hauterkrankungen	
	Allgemein: Bei Unklarheiten oder fehlenden Angaben im Wochentherapieplan muss eine fachärztliche Rücksprache (rheumatologisch, dermatologisch oder gastroenterologisch) erfolgen.
	Spezielle Präventionsmaßnahmen:
	Anstaltsapotheken nehmen die notwendigen Stärken an oralem MTX auf Lager. MTX wird nur in der Wochendosis an anfordernde Stationen abgegeben und mit einem Sicherheitshinweis in einem Druckverschlussbeutel mit dem Aufkleber „Die beigelegte Information ist zwingend zu beachten" versehen.
Literaturhinweis & Fachinformation	▪ Bundesamt für Sicherheit im Gesundheitswesen (BASG) ▪ Bundesinstitut für Arzneimittel und Medizinprodukte (BfArM) ▪ Stiftung Patientensicherheit Schweiz: Quick Alert Nr. 28 ▪ Fachinformation (Metex FS, Lanateral Tbl)

5.1.4 Weiterverordnung von Medikamenten für den poststationären Bereich

Bei der Entlassung eines Patienten ist ein Entlassungsdokument mitzugeben. Der entlassende Arzt übergibt dem Patienten das Dokument und bespricht die weitere Vorgehensweise. Ein wichtiger Bestandteil des Entlassungsdokuments ist die Weiterverordnung bzw. Empfehlung der weiterhin durchzuführenden Medikamenteneinnahme. Auch dient das Entlassungsdokument als wichtige Informationsquelle für die weiterbehandelnden niedergelassenen Disziplinen.

Typischer Fall: Medikamente werden für den poststationären Bereich weiterverordnet. Fälschlicherweise wird Methotrexat statt einmal wöchentlich täglich verordnet. Weder der niedergelassene Arzt, der das Rezept in weiterer Folge ausstellt, noch der Apotheker, der die Dosierung an der Packung vermerkt, bemerken den initialen Fehler des weiterverordnenden Arztes des Krankenhauses. Der Patient nimmt das Medikament wie angegeben täglich ein. Der Patient erhält somit eine Überdosis mit einhergehenden lebensbedrohlichen Folgen.

Die **Risiken** sind unter anderem:

- Medikamente werden falsch in das Entlassungsdokument übernommen (falsche Dosierung, falsches Darreichungsintervall), dadurch besteht die Gefahr, dass eine Therapie nicht in der angedachten Form fortgeführt werden kann.
- Notwendige Medikamente werden aus Versehen oder Unachtsamkeit nicht in das Entlassungsdokument übernommen, dadurch besteht die Gefahr, dass die Therapie unterbrochen wird.

Durch eine Falschdosierung kann es sehr rasch zu einem schweren Zwischenfall kommen, der im schlimmsten Fall tödlich ausgeht (Beispiel: Methotrexat wird täglich statt einmal wöchentlich angeordnet).

Die sich daraus ergebenden **Lösungsansätze** sind unter anderem:

- Bei analoger Übernahme bzw. Weiterverordnung von Medikamenten in das Entlassungsdokument hat eine nochmalige Prüfung auf Korrektheit zu erfolgen.
- Im Idealfall werden die weiterhin zu verordnenden Medikamente digital übernommen. Jedoch ist auch Vorsicht geboten, wenn die digitalen Unterstützungsmöglichkeiten nicht die notwendigen Sicherheiten, wie die Vermeidung einer Überdosierung, aufweisen.

5.1.5 Einflussfaktoren

Die Ursachen und Einflussfaktoren für Medikationsfehler sind mannigfaltig und das Risiko eines Fehlers besteht in jedem einzelnen Prozessschritt. Unachtsamkeit, Unkenntnis, Umgebungslärm beim Austeilen, Hektik, Stress oder Nichtbeachten von Regeln, Nichtlesen oder das Nichtdurchführen einer korrekten Patientenidentifikation sind die wesentlichen Faktoren, die zu einem Patientenschaden beitragen. Zusätzlich können Kommunikationsfehler, wie bei einer mündlichen Anordnung, Fehler nach sich ziehen.

Um Medikationsfehler bestmöglich zu vermeiden, sind folgende Punkte essenziell:

- **Der Arzt**
    - kennt das Medikament, das verschrieben wird,
    - führt die „Read back"-Methode bei mündlichen Anordnungen durch,
    - liest oder fragt im Zweifelsfall nach (Wirkweise, Dosierung, Neben- und Wechselwirkung, Applikationsart),
    - evaluiert täglich die Medikationsgabe,
    - prüft vor Verabreichung, dass der richtige Patient das richtige Medikament in der richtigen Dosierung zur richtigen Zeit in der richtigen Applikationsart erhält, und dokumentiert die richtige Gabe.
- **Die Pflege**
    - fragt bei Unklarheiten bei einem Arzt nach,
    - führt die „Read back"-Methode bei mündlichen Anordnungen durch,
    - teilt die Medikamente in einem gesonderten Raum ohne Störung ein und bereitet Infusionslösungen nach fixierten Schemata vor,
    - nutzt das Vier-Augen-Prinzip beim Austeilen,

- prüft vor Verabreichung der Medikamente, dass der richtige Patient das richtige Medikament in der richtigen Dosierung zur richtigen Zeit in der richtigen Applikationsart erhält, und dokumentiert die richtige Gabe.

Praktische Tipps und Hilfestellungen	
Logistik	- Gut organisierte Lagerhaltung von Medikamenten vor Ort (Stationen). - Informationsweitergabe über vorhandene und daher mögliche, zu verschreibende Medikamente. - Wöchentliche Kontrolle des Ablaufdatums.
Anordnung	- Leserliche und vollständige Anordnung (bei handgeschriebener Anordnung). - Achtsamkeit auf mögliche Allergien. - Achtsamkeit bei High-Alert-Medikationen. - Achtsamkeit wegen möglicher Wechselwirkungen.
Verabreichung	- Medikamente nach Möglichkeit im Vier-Augen-Prinzip austeilen. - Herzustellende Lösungen nach vorliegenden Schemata herstellen. - Patient identifizieren und mit Anordnung vergleichen (bzw. mit Namen auf dem Dispenser). - 6-R-Regel einhalten. - Bei immunsupprimierten Patienten die richtige Einnahme von Medikamenten schulen und prüfen.
Weiterverordnung	- Vor Ausgabe des Entlassungsdokuments die Weiterverordnung prüfen. - Weiterverordnung mit Patienten besprechen und erklären, warum diese Medikamente notwendig sind.

5.2 Fehler bei der Patientenidentifikation

In den USA wurden gemäß einem Register in einem Jahr 5940 nicht korrekt durchgeführte Patientenidentifikationen dokumentiert. Diese führten zu unterschiedlichen Fehlern, wie Operationen an der falschen Seite oder falsche Behandlungen (Samuel 2006). Patientenverwechslungen passieren aus vielen Gründen, wie Müdigkeit des Personals, Missachtung von Regeln, fehlende Kenntnisse von Regeln oder aber auch aufgrund systemischer Komponenten, wie fehlende Implementierung von Patientenidentifikationsarmbändern oder hohem Arbeitsaufkommen. Gemäß einer Studie zu Einträgen in einem CIRS fiel auf, dass in 77 % (n=79) aller Schadensfälle der Prozess der korrekten Patientenidentifikation nicht eingehalten wurde (Härkänen 2017).

Die mögliche Fehlerspirale beginnt bei einer nicht korrekt durchgeführten Patientenidentifikation. Es ist das A und O, dass man sich als Mitarbeiter stets bewusst sein muss, dass jegliche Aktion an einem Patienten einen potenziellen Schaden hervorrufen kann, wenn diese am falschen Patienten durchgeführt wird.

Typischer Fall: Zwei namensähnliche, ältere Patienten kommen in eine Ambulanz. Patient A wird aufgerufen, es geht aber Patient B in die Untersuchungskoje. Der Patient wird nicht nochmals nach seinem Namen gefragt und so werden Anamnese, diagnostische Verfahren und die davon abgeleitete Therapie letztlich dem Patienten A elektronisch zugeordnet. Die Patientenverwechslung fällt letztlich dem niedergelassenen Arzt auf, der den im Arztbrief falsch angegebenen Patientennamen erkennt und umgehend das Krankenhaus informiert.

Patienten erhalten in der Regel bei ambulanten, tagesklinischen und stationären Aufenthalten ein Patientenidentifikationsarmband. Bei der Aufnahme ist anhand eines amtlichen Lichtbildausweises zu prüfen, ob die Angaben der Sozialversicherungskarte mit den Angaben im amtlichen Lichtbildausweis übereinstimmen. Diese Prüfung kann entfallen, wenn es sich um ambulante Folgetermine oder Kontrolltermine handelt. Weitere Gründe können sein, dass die Person dem Mitarbeiter bekannt ist oder ein Angehöriger bestätigt die Identität des Patienten und legt einen Lichtbildausweis vor. Notfallpatienten mit unbekannter Identität werden administrativ aufgenommen und statt des Zunamens kann beispielsweise „NN" eingegeben werden oder statt des Vornamens kann die Uhrzeit bei der Ankunft im Krankenhaus angegeben werden. Je nach Krankenhausträger und der genutzten Software können weitere Merkmale am Patientenidentifikationsarmband aufgedruckt werden. Sobald die eindeutige Identifizierung des Notfallpatienten möglich ist, sind die Patientenstammdaten entsprechend zu ergänzen und die elektronische Dokumentation wird dann mit den Daten des identifizierten Patienten zusammengeführt. Unter einer eindeutigen Identifikation versteht man, dass entweder

Angehörige den Patienten im Beisein eines Arztes oder einer Pflegeperson identifizieren oder dass eine polizeiliche Feststellung der Identität erfolgt ist.

Ein Armband dient dazu, dass man den Patienten vor Untersuchungen, Operationen, Blutabnahmen, Medikamentenverabreichung, Gewebeprobenentnahme, Blutkonservengaben, Transport oder Information und Aufklärung eindeutig identifizieren kann. Patientenidentifikationsarmbänder sind auch im Katastrophen-, Not- oder Todesfall ein wichtiges Instrument, um jederzeit eine Identifizierung durchführen zu können. Ein Patientenidentifikationsarmband hat die wesentlichen Merkmale zu enthalten, die eine eindeutige Identifikation eines Patienten ermöglichen.

Die **Mindestinformationen** sind:

- Vor- und Zuname,
- Sozialversicherungsnummer und Geburtsdatum,
- zusätzlich hilfreich kann die Angabe der Abteilung/Station sein wie auch eine Aufnahmezahl.

Je nach Krankenhaus kann es zusätzliche Armbänder geben, die eine bestimmte hausinterne Information beinhalten. Beispielsweise kann ein rotes Armband auf relevante Allergien hinweisen. Dieses wird in der Regel bei Vorliegen folgender lebensbedrohlicher Allergien angebracht:

- Medikamente,
- Latex,
- Kontrastmittel,
- Desinfektionsmittel.

Neugeborene und Kinder bis ins Jugendalter können farbige Armbänder erhalten, beispielsweise rosa für Mädchen oder hellblau für Buben. Man sollte jedoch darauf achten, dass nicht zu viele farbige Patientenidentifikationsarmbänder verwendet werden, da auch das wiederum ein Risiko in sich birgt, wenn beispielsweise neue Mitarbeiter die Bedeutung noch nicht kennen. Essenziell bei Krankenhausträgern mit mehreren Standorten ist eine einheitliche Regelung hinsichtlich der Verwendung sowie deren Bedeutung im Fall von farbigen Patientenidentifikationsarmbändern.

Bei der **Aufnahme** hat die Identifikation wie folgt stattzufinden:

- Der Mitarbeiter stellt sich mit Namen und Funktion vor.
- Der Mitarbeiter fragt nach Vor- und Zunamen, Sozialversicherungsnummer und dem Geburtsdatum des Patienten.
- Der Mitarbeiter vergleicht die Angaben des Patienten mit den Daten auf der Sozialversicherungskarte und dem Lichtbildausweis.
- Das Patientenidentifikationsarmband wird durch den Mitarbeiter angebracht.

Vor Routinetätigkeiten in einem Krankenhaus hat stets eine korrekte Identifikation des Patienten stattzufinden. Dies geschieht in der Regel wie folgt:

- Der Mitarbeiter stellt sich mit Namen und Funktion vor.
- Der Mitarbeiter fragt nach Vor- und Zunamen, Sozialversicherungsnummer und dem Geburtsdatum des Patienten.
- Es erfolgt ein Abgleich der Angaben des Patienten mit den Angaben am Patientenidentifikationsarmband.
- Die Angaben werden mit einer weiteren Quelle verglichen, wie beispielsweise mit der analogen Krankengeschichte, dem Dispenser, mit Angaben im Krankenhausinformationssystem.

Patienten können das Anbringen/Tragen eines Patientenidentifikationsarmbands wie auch aller andersfarbigen Armbänder ablehnen, dies ist in der Krankengeschichte zu dokumentieren. Patienten müssen in solchen Fällen auch über die Risiken einer möglichen Verwechslung aufmerksam gemacht werden. Werden andersfarbige Armbänder verwendet, ist der Patient über deren Bedeutung aufzuklären. Generell soll dem Patienten mitgeteilt werden, dass diese Maßnahme dazu beiträgt, dass der Krankenhausaufenthalt sicherer gestaltet wird. Im Sinne des Patient Empowerments soll der Patient zusätzlich darauf hingewiesen werden, dass auch er mithelfen kann, Fehler zu vermeiden, indem auch er selbst stets prüft, ob er beispielsweise den richtigen Dispenser mit seiner Medikation/seinem Namen erhalten hat. Diese unterstützende Maßnahme gilt nur für nicht kognitiv beeinträchtigte Patienten.

 Eine falsche Patientenidentifikation ist der Grundstein für einen nachgeschalteten Fehler!

Die sich aus einer fehlenden Identifikation ergebenden **Risiken** sind unter anderem:

- Der falsche Patient wird aufgenommen.
- Eine falsche Untersuchung findet bei einem Patienten statt.
- Ein Patient erhält die Diagnose eines anderen Patienten.
- Der Patient bekommt die Medikamente eines anderen Patienten.
- Eine falsche Therapie wird eingeleitet.
- Eine Blutprobe bzw. das Laborergebnis werden verwechselt.
- Der falsche Patient wird entlassen.

Es kann auch vorkommen, dass Patienten das Patientenidentifikationsarmband verlieren. In solchen Situationen ist darauf zu achten, dass der Patient ein neues Armband erhält. Bei Neugeborenen ist es unter anderem ratsam, das Patientenidentifikationsarmband am Hand- und Fußgelenk anzubringen, da vor allem Neugeborene in der ersten Zeit Gewicht verlieren und durch diverse Aktivitäten, wie An- und Ausziehen oder Körperpflege leicht ein Armband abgestreift werden kann. Bei neonatologischen Fällen ist das Armband am Inkubator anzubringen. Bei kognitiv beeinträchtigten Patienten soll das Armband am Fußgelenk angebracht werden, da bereits Fälle berichtet wurden, dass Armbänder mit Knopfverschluss verschluckt wurden. In anderen Fällen kann es sein, dass aufgrund eines Eingriffs das Patientenidentifikationsarmband abgenommen werden muss. Daher ist es erforderlich, dass derartige Nahtstellen, wo eine Abnahme erfolgen kann, identifiziert werden, um auch dort wieder ein Patientenidentifikationsarmband anzubringen.

Die sich daraus ergebenden **Lösungsansätze zur Vermeidung einer fehlerhaften Patientenidentifikation** sind unter anderem:

- Vor jeder Tätigkeit ist anhand des Patientenidentifikationsarmbands zu prüfen, ob der richtige Patient die für ihn angedachte Maßnahme erhält.
- Einfache Regeln einführen, dass beispielsweise in der Schleuse vor einem Operationssaal nur Patienten angenommen werden, die ein Patientenidentifikationsarmband tragen.
- Patientenarmbänder mit Barcode- oder QR-Code-Funktionalität helfen, weitere sichere Maßnahmen zu implementieren:
  - Vor einer Medikamentengabe (z. B. Zytostatika) wird das Etikett des Medikaments, das des Patienten und der Person, die das Medikament anhängt (Namensschild mit Barcode), gescannt.
  - Vor einem Patiententransport scannt der Abholdienst das Patientenarmband und prüft die Information mit seinem digitalen Abholauftrag.
  - Bei Ankunft in der Schleuse wird das Patientenidentifikationsarmband gescannt und mit dem digitalen OP-Programm abgeglichen.

Wie bei allen Tätigkeiten in einem Krankenhaus ist das „aktive" Einholen von Informationen und das Kontrollieren von Informationen der Schlüssel zur Fehlervermeidung. Digitale Hilfswerkzeuge, wie die erwähnten, bieten einen zusätzlichen Nutzen und Mehrwert für die Patientensicherheit, aber auch für die Mitarbeitersicherheit.

Praktische Tipps und Hilfestellungen		
Plan		- Interne Fortbildung zur Patientenidentifikation planen
- E-Learning
- Als Teilaspekt in einer Simulation einplanen
- Rooms of Horror
- Schulung neuer Mitarbeiter planen
Do		- E-Learning als wiederkehrende Maßnahme vorgeben
- Schulung aller neuen Mitarbeiter
- Simulationen regelmäßig für Mitarbeiter durchführen
Check		- Bei Begehungen vor Ort die korrekte Bei Begehungen vor Ort die korrekte Durchführung überprüfen
- Internes oder externes Audit
- CIRS-Meldungen, Beschwerden, Schlichtungs- und Schadenfälle dahingehend prüfen und wenn notwendig, Maßnahmen planen
Act		- Maßnahmen zur Verbesserung einleiten

5.3 Unzureichende Händehygiene

Nosokomiale Infektionen verursachen weltweit verlängerte Hospitalisierungen und Tausende Todesfälle, die auch mit enormen wirtschaftlichen Auswirkungen einhergehen (Ott 2013, Pereira 2017). In zahlreichen internationalen Studien konnte belegt werden, dass insbesondere Maßnahmen zur Händehygiene den größten Effekt bei der Vermeidung von nosokomialen Infektionen zeigen. Gleichzeitig wurde in vielen Untersuchungen nachgewiesen, dass genau diese einfache Maßnahme aufgrund verschiedener Faktoren wie Zeitdruck oder unzureichende Desinfektionsmittelspenderausstattung oftmals nicht ausreichend umgesetzt wird. Aufbauend auf der WHO-Kampagne „Clean Care is Safer Care" wurde in Deutschland die Kampagne „AKTION Saubere Hände" ins Leben gerufen. Die „AKTION Saubere Hände" startete 2008 mit dem Ziel, die Compliance der Händedesinfektion in Gesundheitseinrichtungen zu erhöhen.

Die Einhaltung der „Fünf Indikationen zur Händedesinfektion" hilft, wie Bild 5.2 zeigt, ca. ein Drittel an nosokomialen Infektionen zu vermeiden. Daher wird die hygienische Händedesinfektion als die wirksamste Maßnahme zur Prävention von nosokomialen Infektionen angesehen (Kampf 2009, von Lengerke 2017). Das heißt, es besteht ein Zusammenhang zwischen erhöhten Händehygiene-Compliance-Raten und geringeren nosokomialen Infektionen (Sickbert-Bennett 2016).

Trotz der Einfachheit der Durchführung der fünf Indikationen und der bekannten Auswirkungen bzw. Verringerungen von nosokomialen Infektionen variieren die Compliance-Raten zwischen Organisationen, innerhalb von Berufsgruppen im Gesundheitswesen und in Bezug auf jede der fünf Indikationen zur Händehygiene (Azim 2016, Pereira 2017, Tartari 2017). Niedrige Compliance-Raten sind nach wie vor ein weit verbreitetes Phänomen mit unterschiedlichen Ursachen und Gründen (Erasmus 2010, Kampf 2009, Mahida, 2016; Pittet 2004, von Lengerke 2017, Wetzker 2016). Daher ist es eine wichtige Aufgabe für die Zukunft, diejenigen zu motivieren, die skeptisch gegenüber der Bedeutung der Händehygiene sind. Vielleicht hilft auch die Corona-Pandemie im Jahr 2020, das Hygieneverhalten im Allgemeinen zu verändern, nicht nur bei den im Gesundheitswesen Tätigen, sondern auch bei Patienten und in der Bevölkerung. Natürlich geht die Hygiene weit über das Thema der Händedesinfektion hinaus, es bedarf Vorgaben zum Verhalten im Operationsbereich, auf Intensivstationen, Isolierstationen und zum An- und Ablegen von Schutzausrüstung wie auch der Aufbereitung und Entsorgung der Schutzkleidung.

Im Jahr 2012 wurde in einem Tertiärkrankenhaus eine Befragung zum Wissensstand in Bezug auf die fünf Indikationen der korrekten Händehygiene durchgeführt und es fand eine Begehung zur Erhebung der Desinfektionsmittelspenderausstattung statt (Sendlhofer 2015). Häufige Rückmeldungen zum Händehygieneverhalten waren, dass man zu wenig Zeit dafür hat oder Stress. Aufgrund der Begehung wurden zahlreiche Desinfektionsmittelspender in Patientenzimmern nachgerüstet bzw. Mitarbeiter teilweise mit Kitteltaschenflaschen ausgestattet.

Danach wurde eine Händehygiene-Kampagne nach den Richtlinien der deutschen Aktion „Saubere Hände" gestartet. Ab dem Jahr 2013 wurden zusätzliche Compliance-Messungen auf Normal- und Intensivstationen mit anschließendem mündlichem Feedback an das Personal durchgeführt. Alle erhobenen Daten fließen seither in das zentrale Register (Nationales Referenzzentrum für Surveillance von nosokomialen Infektionen) Hand-Kiss der Charité in Berlin ein. In diesem Register wird der Desinfektionsmittelverbrauch je Station in Zusammenschau mit den Patiententagen dokumentiert. Das Register ermöglicht ein jährliches Benchmarking mit allen teilnehmenden Gesundheitseinrichtungen.

 Händehygiene ist seit mehr als 150 Jahren ein anerkanntes Tool zur Reduktion von nosokomialen Infektionen! Der Schutz des Patienten hat oberste Priorität.

Das übergeordnete Ziel der Maßnahmen in dem vorher genannten Tertiärkrankenhaus bestand darin, die Händedesinfektion nicht nur als Kampagne für einen bestimmten Zeitraum durchzuführen, sondern es als permanentes, sich wiederholendes Managementinstrument zu etablieren, das dem Plan-Do-Check-Act-Zyklus (PDCA) folgt. Als Mindestziel wurde eine Compliance-Rate von 80 % definiert. War ein Compliance-Wert bei einer Vor-Ort-Begehung darunter, fanden zusätzliche Schulungen statt.

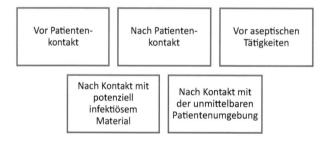

Bild 5.2 Die fünf Indikationen der Händedesinfektion (WHO 2009)

So gab es innerhalb von fünf Jahren (2013 – 2017), die wissenschaftlich begleitet wurden, an 49 Stationen 84 Compliance-Messungen mit 19 295 beobachteten Händedesinfektionsmöglichkeiten – 4807 vor Patientenkontakt, 2604 vor einer aseptischen Tätigkeit, 3198 nach Kontakt mit potenziell infektiösem Material, 5022 nach Patientenkontakt und 3664 nach Kontakt mit der unmittelbaren Patientenumgebung. Die durchschnittliche Compliance stieg von 81,9 % im Jahr 2013 auf 94,0 % im Jahr 2017. Ärzte verbesserten sich von 2013 bis 2017 von 69,0 % auf 89,0 %, das Pflegepersonal von 86,0 % auf 96,0 % und andere (medizinisch-technische Dienste) von 60,5 % auf 81,0 %. Insgesamt stieg die Compliance für jede der fünf Indikationen zur Händedesinfektion, wobei es sich gezeigt hat, dass die Compliance wesentlich höher war, wenn es um die Indikationen nach Patientenkontakt und nach Kontakt mit potenziell infektiösem Material ging. Wie auch vielfach in der Literatur beschrieben, ist der Selbstschutz ausgeprägter als der Schutz des Patienten (Hoffmann 2019).

Die sich aus einer fehlenden Aufmerksamkeit zum Thema Händedesinfektion heraus ergebenden **Risiken** sind unter anderem:

- kein ausreichender Schutz der Patienten vor nosokomialen Infektionen,
- Patient ist nicht aufgeklärt, dass auch er sich die Hände desinfizieren soll,
- Angehörige, Besucher sind nicht aufgeklärt, dass auch sie potenzielle Keimträger sind und auch sie sich die Hände desinfizieren sollen,
- fehlendes oder geringes Wissen zum Thema Hygiene im Allgemeinen und Händehygiene im Speziellen,
- fehlende oder zu wenige verpflichtende Schulungen zum Thema Händehygiene und Hygiene in Funktionsbereichen (OP-Räumlichkeit, Intensivstation, Isolierstation),
- fehlende und zu wenige wiederkehrende Schulungen zum Thema „An- und Ablegen von Schutzausrüstung",
- fehlender oder kaum darauf eingehender Ausbildungsschwerpunkt in der studentischen Lehre,
- fehlende oder zu wenige Informationskampagnen für die Öffentlichkeit, für Besucher und Mitarbeiter im Gesundheitswesen,
- fehlende oder zu geringe Anzahl an Compliance-Beobachtungen,
- nicht ausreichende Infrastruktur von Desinfektionsmittelspendern,
- u. v. m.

Die sich daraus ergebenden **Lösungsansätze zur größtmöglichen Vermeidung von Hygienerisiken** sind unter anderem:

- Teilnahme an der Aktion „Saubere Hände" und sukzessive Bearbeitung und Implementierung der Vorgaben, z. B. Erhebung der Spenderausstattung, Erhebung des Händedesinfektionsmittelverbrauchs.
- Durchführen von Compliance-Beobachtungen und Begehungen von Funktionsbereichen.
- Teilnahme an nationalen und internationalen Registern:
    - HandKiss
    - NISS
    - Antibiotikaverbrauch

- Information und Schulungen:
  - Schulungsmaterial (schriftliche Vorgaben, Schulungsvideos, E-Learning) für Mitarbeiter wie auch Trainingseinheiten in einem Simulationszentrum anhand vorgefertigter Szenarien, siehe dazu auch „Room of Horrors" (Stiftung Patientensicherheit Schweiz),
  - Informationsveranstaltungen und Aktionstage für Mitarbeiter und Interessierte
  - Informationsmaterial, Posteraktionen, Aufklärungsvideos für Patienten, Angehörige und Besucher.

Das Einhalten der allgemeinen und speziellen Hygienemaßnahmen ist in allen Gesundheitsbereichen, im Krankenhausalltag, im niedergelassenen Bereich, bei mobilen Pflegediensten und bei Rettungsdiensten weiter zu intensivieren. Im Vordergrund soll der Schutz der Patienten wie auch der Schutz der Mitarbeiter stehen.

Praktische Tipps und Hilfestellungen	
Infrastruktur	<ul><li>Ausreichend gut positionierte Desinfektionsmittelspender</li><li>Kitteltaschenflaschen</li></ul>
Aus- und Weiterbildung	<ul><li>Aus- und Weiterbildung für bestehende und neue Mitarbeiter</li><li>Wiederkehrende Aus- und Weiterbildung (z. B. E-Learning)</li><li>Als Teilaspekt in einer Simulation einplanen</li><li>Hygienerichtlinien erstellen</li><li>Tag der Hygiene regelmäßig durchführen</li></ul>
Einhaltung	Überprüfen der Ist-Situation durch:<ul><li>Compliance-Beobachtungen vor Ort</li><li>Erhebung des Desinfektionsmittelverbrauchs</li><li>Erhebung des Antibiotikaverbrauchs</li><li>Erhebung von nosokomialen Infektionen</li><li>Interpretation der Ergebnisse und Maßnahmen ableiten</li><li>Speak up forcieren, wenn sich jemand nicht an die Regeln hält</li></ul>
Patienten, Angehörige, Besucher	<ul><li>Aufforderung zum Mitmachen</li><li>Patient ermuntern, dass er im Fall einer fehlenden Händedesinfektion dies auch einfordern soll</li><li>Folder, Flyer und Poster-Kampagne</li></ul>

5.4 Eingriffsfehler

Die Medizin entwickelt sich rasch weiter und macht auf allen Gebieten enorme Fortschritte. Mit der Weiterentwicklung und Technisierung sind aber auch neue potenzielle Fehlerquellen entstanden. Diese Fehler sind oft vermeidbar und so beschreibt Atul Gawande in seinem Buch *"Checklist Manifesto: How to Get Things Right"*, dass eine Methode benötigt wird, die das Zusammenspiel von Experten steuert und unter Kontrolle hält, und *"diese Methode ist, so simpel sie auch klingen mag, genial: eine Checkliste"*.

5.4.1 OP-Checkliste

Die WHO-OP-Checkliste dient als Werkzeug zur Reduktion von Risikofaktoren einer Operation und zur Vermeidung von Komplikationen. Nicht nur der Operateur ist für die Patientensicherheit im Operationssaal verantwortlich, sondern das gesamte an der Operation beteiligte Team. Studien belegen, dass die Verwendung einer Checkliste mit einer Reduktion von Komplikationen, der Mortalität sowie mit einem hohen Standard der Versorgung verbunden ist. Laut WHO könnten mithilfe von Checklisten im Operationssaal rund 500 000 Leben pro Jahr weltweit gerettet werden.

Die Einführung einer Checkliste für den Operationssaal alleine reicht jedoch nicht aus, um eine entscheidende Verbesserung in der Patientensicherheit zu erzielen. Um eine möglichst effektive Umsetzung der Checkliste zu erreichen, ist es von großer Bedeutung, den Beteiligten beizubringen, „warum" und „wie" die Checkliste zu verwenden ist. Nur so kann die korrekte Anwendung der OP-Checkliste gewährleistet werden und die Kommunikation im Team bzw. zwischen den verschiedenen Disziplinen zur Steigerung der Patientensicherheit gefördert werden.

Um die korrekte Anwendung der Checkliste zu gewährleisten, werden von einem OP-Team Änderungen in dessen Routineabläufen abverlangt. So muss beispielsweise das OP-Team während des Team Time Out (TTO) und des Sign Out (SO) pausieren und die Checkpunkte gemeinsam abarbeiten.

 Das Nichtanwenden der OP-Checkliste wird nicht als Kavaliersdelikt gewertet. Die OP-Checkliste hilft, bei richtiger Anwendung, Fehler zu vermeiden!

Bei der Analyse einer Krankenversicherungsdatenbank zwischen 2002 und Juni 2008 wurden 27 370 Fälle mit unerwünschten Ereignissen dokumentiert. Dabei wurden 25 Eingriffe an einem falschen Patienten sowie 107 falsche Eingriffe dokumentiert. Ein Patient verstarb aufgrund des falschen Eingriffs (Stahel 2010). Als

Hauptursachen wurden Fehler in der Diagnose (56,0 %) sowie Kommunikationsfehler (100 %) berichtet. In einer anderen Studie wurde geschätzt, dass die genannten Fehler bei ungefähr ein von 112 000 chirurgischen Eingriff auftreten, also sehr selten. Das heißt aber wiederum, dass in einem durchschnittlichen Krankenhaus ein derartiger Fehler wahrscheinlich nur alle fünf bis zehn Jahre auftritt. Nimmt man jedoch auch Eingriffe in anderen Bereichen hinzu (z. B. Tagesklinik, ambulante Behandlungen oder interventionelle radiologische Eingriffe), so erhöht sich die Fehlerrate erheblich (Patient Safety Network 2019).

In einer weiteren Studie wurde festgestellt, dass die OP-Checkliste in 90 % der Krankenhäuser verwendet wird, dies jedoch inkonsistent und unvollständig (Biffl 2015). Andere Studien zeigten, dass eine unzureichende Anwendung keinen Einfluss auf die 30-Tage-Mortalität hatte (Urbach 2014, Bergs 2014, Tang 2015, Mayer 2013). Wiederum andere Studien zeigten, dass die korrekte Anwendung der OP-Checkliste Komplikationen reduzieren konnte (Tang 2015, Haynes 2015, Klei 2011). Weiters wurde berichtet, dass es so etwas wie einen dosisähnlichen Effekt bezogen auf die Verwendungsrate der OP-Checkliste gibt. Übersetzt heißt das, dass je gewissenhafter sie genutzt wird, desto weniger Fehler treten auf (Haugen 2015).

Es gibt nach wie vor die Meinung, dass die WHO-OP-Checkliste ein Instrument zum Abhaken ist und einige fühlen sich durch die OP-Checkliste eher überwacht als dass sie den eigentlichen Nutzen erkennen (Fudickar 2012). In der Implementierungsphase der OP-Checkliste hörte man oft Aussagen wie:

- *Was soll ich mit dem Zettel?*
- *Habt's den Zettel schon ausgefüllt, können wir anfangen?*
- *Wie haben wir nur die letzten 30 Jahre operieren können?*
- *Aber für Notfälle gilt das nicht, da haben wir keine Zeit für sowas!*

Damit die OP-Checkliste ihren tatsächlich angedachten Nutzen erbringen kann, sind folgende Aspekte ausschlaggebend:

- Die Leitung ist überzeugt vom Nutzen der OP-Checkliste und geht mit gutem Beispiel voran!
- Die OP-Checkliste wird an die Gegebenheiten und Besonderheiten vor Ort angepasst!
- Die OP-Checkliste wird mit allen Mitarbeitern vor seiner Verwendung geschult! Wissensvermittlung (Training) bringt Akzeptanz und damit eine höhere Compliance.
- Die OP-Checkliste funktioniert nur dann, wenn im OP eine abgeflachte Hierarchie besteht, jede Meinung eines Mitarbeiters zählt gleich viel!
- Damit einhergehend entwickelt sich ein Teamansatz und das Verständnis für die Verwendung steigt unweigerlich!

Es ist auch wichtig, dass man die Verwendung der OP-Checkliste in regelmäßigen Abständen kontrolliert und den Mitarbeitern vor Ort auch eine Rückmeldung gibt. Dies kann auf unterschiedliche Arten erfolgen:

- **Remote Audit – quantitativer Ansatz:** In gewissen Zeitabständen werden für einen bestimmten Zeitraum zu den durchgeführten Operationen die verwendeten OP-Checklisten eingesammelt und von einer zentralen Stelle hinsichtlich Vorhandensein und Verwendungsgrad beurteilt (Sendlhofer 2016).

    Wird die OP-Checkliste als digitales, in das Krankenhausinformationssystem (KIS) integriertes Instrument verwendet, kann die Überprüfung jederzeit erfolgen bzw. ist es dann auch möglich, monatlich einen automatisierten Bericht den Beteiligten zuzusenden.

- **On-Site Audit – qualitativer Ansatz:** Ein Expertenteam ist bei einer gewissen Anzahl an Operationen vor Ort und beobachtet unter definierten Kriterien die Art und Weise der Verwendung der OP-Checkliste wie auch die Einhaltung der weiteren vereinbarten Regeln. Beispiel einer Checkliste für Vor-Ort-Begehungen:
    - **Checkpunkt Schleuse (Sign In):**
        - Das Patientenidentifikationsarmband ist beim Patienten vorhanden.
        - Bei Vorliegen einer Allergie ist ein farbiges (rotes) Armband angebracht.
        - Die Allergie wird anhand der vorhandenen Unterlagen oder Daten aus dem KIS überprüft.
        - Die Identität des Patienten wird mit dem Patientenidentifikationsarmband und den vorhandenen Unterlagen oder Daten aus dem KIS überprüft.
        - Bei paarigen Organen ist eine entsprechende Markierung vorhanden.
        - Fehlt eine Markierung, wird der Operateur geholt, um diese nachzuholen.
        - Erfolgt keine Markierung, wird die Operation verschoben und der Patient vom OP-Programm vorläufig abgesetzt.
        - Alle vereinbarten Prüfpunkte der OP-Checkliste im Sign In werden von der jeweiligen Fachdisziplin geprüft.
    - **Checkpunkt Operationssaal (Team Time Out):**
        - Während dem Team Time Out, unmittelbar vor Hautschnitt, konzentrieren sich alle auf die gestellten Fragen.
        - Das Operationsteam ist vollständig anwesend.
        - Alle vereinbarten Prüfpunkte der OP-Checkliste werden im Team gemeinsam abgearbeitet und besprochen.

- Eine Antibiotikaprophylaxe wird nicht unmittelbar vor Hautschnitt verabreicht.
- Die notwendigen Blutkonserven sind bereitgestellt oder auf Abruf vorhanden.
- Wird während der Operation ein weiterer Operateur hinzugeholt, wird für das neue OP-Team-Mitglied das Team Time Out wiederholt.
- Übernimmt der neue Operateur beispielsweise Laparoskope, vergewissert sich dieser, an welchem Laparoskop die Pinzette und die Schere vorhanden sind.

- **Checkpunkt Operationssaal (Sign Out):**
  - Das Sign Out findet vor der ersten Hautnaht statt.
  - Während dem Sign Out konzentrieren sich alle auf die gestellten Fragen.
  - Alle vereinbarten Prüfpunkte der OP-Checkliste werden im Team gemeinsam abgearbeitet und besprochen.
  - Kein OP-Team-Mitglied hat den Operationssaal vor dem Sign Out zu verlassen.
  - Beim Verlassen des Patienten aus dem Operationssaal ist ein Patientenidentifikationsarmband angebracht.
  - Bei Vorliegen einer Allergie ist beim Verlassen des Operationssaales ein Allergiearmband am Patienten angebracht.
  - Die notwendigen weiteren Schritte (Drainagewechsel, Schmerzmedikation, Verbandswechsel etc.) sind definiert und schriftlich festgehalten.

Im Fall einer nicht korrekten Durchführung der OP-Checkliste ergeben sich folgende **Risiken:**

- Ein falscher Patient kommt in den Operationssaal.
- Eine Allergie wird übersehen.
- Das notwendige OP-Equipment ist nicht einsatzbereit und die notwendigen Implantate sind nicht vorhanden.
- Der falsche Eingriff wird durchgeführt.
- Es wird an der falschen Stelle operiert.
- Es wird eine andere Operationstechnik angewendet als im Aufklärungsbogen vereinbart.
- Die Antibiotikaprophylaxe wurde nicht rechtzeitig oder gar nicht verabreicht.
- Instrumente, Tupfer werden im Operationsgebiet vergessen.
- Die Gewebeproben sind falsch beschriftet.

- Die weitere Vorgehensweise für die nachfolgenden Organisationseinheiten ist nicht oder nur unzureichend definiert.

Die OP-Checkliste ist mittlerweile auch in der Rechtsprechung angekommen. Zwar ist die Verwendung nicht gesetzlich verankert, aber deren Verwendung wird als Gute Praxis angesehen. Das Nichtverwenden der OP-Checkliste im Schadensfall kann daher zu einem höheren Strafausmaß führen. Die häufigsten Anwendungsfehler im Umgang mit der OP-Checkliste sind gemäß einer Studie (Sendlhofer 2018):

- Die OP-Checkliste wird verwendet, aber die Dokumentation der Durchführung erfolgt nicht oder nur teilweise.
- Das notwendige Equipment wird nicht geprüft.
- Das Team Time Out wird zu früh gemacht, es sind nicht alle OP-Team-Mitglieder anwesend.
- Während dem Team Time Out herrscht keine Ruhe und der Fokus aller auf die gestellten Fragen fehlt.
- Es werden nicht alle Fragen beantwortet oder es werden nur einige der Fragen gestellt.
- Das Sign Out findet während oder nach der ersten Hautnaht statt.
- Es wird kein Sign Out durchgeführt.
- Es sind nicht mehr alle OP-Teammitglieder anwesend.

Die sich daraus ergebenden **Lösungsansätze zur größtmöglichen Vermeidung von fehlerhaften Eingriffen** sind unter anderem:

- Die OP-Checkliste muss an die individuellen Bedürfnisse vor Ort angepasst sein, damit sie von allen Mitarbeitern als sinnvoll und nützlich wahrgenommen werden kann.
- Die Verwendung der OP-Checkliste kann in mehreren Varianten verwendet werden:
    - als eine papierbasierte Version, die für jede Operation ausgefüllt wird,
    - als digitale, in das KIS integrierte Version zum Ankreuzen,
    - als eine Vorlage, die als Anleitung dient und nicht ausfüllbar ist.

Die Checkliste für operative Eingriffe der WHO ist ein probates Instrument, um Fehler zu vermeiden. Der Sinn des Einsatzes von Checklisten ist, dass man sich anhand definierter Prüfpunkte vergewissert, ob es sich um den richtigen Patienten bzw. den richtigen Eingriff an der korrekten Seite handelt. Weitere Fragen der OP-Checkliste zielen darauf ab, dass der gesamte Prozess in einem operativen Setting so sicher wie möglich gestaltet wird. Wird die OP-Checkliste korrekt angewendet, sind sowohl der Patient als auch der Mitarbeiter auf der sicheren Seite.

5.4.2 Mögliche Szenarien

Ein Patient wurde vor der Operation vom Chirurgen über den bevorstehenden Eingriff aufgeklärt. Dabei wurde am Aufklärungsbogen handschriftlich vermerkt, wo der Eingriff stattfindet, beispielsweise am 5. Halswirbel, am linken Knie, an der rechten Niere etc. Die OP-Checkliste wurde wie vorgesehen verwendet, trotzdem fiel dem OP-Team weder während des Team Time Outs noch bei der intraoperativen Verwendung des Bildwandlers auf, dass der Eingriff an der falschen Stelle durchgeführt wurde. Ein anderes Beispiel: Ein Patient wurde am Vortag der Operation über den bevorstehenden Eingriff und die Operationstechnik aufgeklärt. Am nächsten Tag übernahm ein anderer Operateur den Eingriff mit einer anderen Operationstechnik. Der Patient wurde darüber jedoch nicht aufgeklärt.

Wie in diesen beiden Beispielen beschrieben, wird zwar im Operationssaal die OP-Checkliste verwendet, damit vor Einleitung der Anästhesie (Sign in) und vor Hautschnitt (Team Time Out) nochmals ein Sicherheitscheck durchgeführt wird, um unter anderem eine Seitenverwechslung, einen falschen Eingriff oder einen Eingriff an einer falschen Stelle oder am falschen Patienten zu vermeiden. Das Team Time Out ist die letzte Möglichkeit, sich nochmals über den geplanten Eingriff zu vergewissern. In der Regel geschieht dies ohne Zuhilfenahme von Dokumenten, da das Operationsteam durch das Morgenbriefing bei der OP-Plan-Besprechung auf den bevorstehenden Eingriff vorbereitet wird. Der bevorstehende Eingriff wird verbal im Zuge der Abarbeitung der OP-Checkliste abgefragt und vom OP-Team bestätigt.

Es bestehen dabei mehrere Risiken für eine mögliche Verwechslung:

1. Der aufklärende Arzt ist aus unterschiedlichen Gründen nicht der Operateur.
2. Ein anderer Operateur führt den Eingriff durch und hat sich nicht über die bereits erfolgte Aufklärung und Operationstechnik informiert. Die Operation wird letztlich nicht aufklärungskonform durchgeführt.
3. Die OP-Checkliste wird nicht mit der erforderlichen Sorgfalt verwendet.

Das Risiko einer Seiten- oder Stellenverwechslung und eines nicht der Aufklärung entsprechenden Eingriffs ist daher als groß und für den Patienten als schwerwiegend einzustufen.

Folgende Vorgehensweise beim Team Time Out (letzte Kontrollmöglichkeit) trägt dazu bei, den Eingriff am richtigen Patienten, an der richtigen Seite und der richtigen Stelle durchzuführen:

- Während dem Team Time Out konzentriert sich das OP-Team auf die vom unsterilen Beidienst gestellten Fragen gemäß der OP-Checkliste.
- Zur Sicherstellung, dass der richtige Patient operiert wird, wird eine Patientenidentifikation durchgeführt (Abgleich der KIS-Daten oder der papiergeführten Krankengeschichte mit dem Patientenidentifikationsarmband).

- Zur Sicherstellung, dass allen Beteiligten die Art der Operation sowie die Seite und die Stelle bekannt sind, wird dem Operateur vom unsterilen Beidienst nochmals der Aufklärungsbogen gezeigt, damit sich dieser über den eingewilligten und aufgeklärten Eingriff rückversichert.

Praktische Tipps und Hilfestellungen	

Allgemein	- OP-Checkliste an lokale Gegebenheiten anpassen
	- Die Verwendung regelmäßig schulen
	  - E-Learning
	  - Vor-Ort
	  - Als Teil in einem Simulationstraining
	- OP-Checkliste als
	  - auszufüllende Checkliste je Eingriff
	  - digitale OP-Checkliste je Eingriff
	  - als Vorlage für alle Eingriffe

Überprüfung	- Remote-Audit: In Form einer stichprobenartigen Prüfung der Verwendung - On-Site Audit: Beobachtung der Durchführung der einzelnen Phasen der OP-Checkliste mit unmittelbarem kurzem Feedback vor Ort - Auswertung von Eingriffsfehlern aus Schlichtungs- oder Schadensfällen
Patienten, Angehörige, Besucher	- Aufforderung, dass auch der Patient prüft, ob die Markierung an der richtigen Seite gemacht wurde (bei kognitiv nicht beeinträchtigten Personen; bei einem Kind durch die Eltern prüfen lassen)

5.5 Kommunikationsfehler

Eine Analyse einer Online-Plattform zur Meldung kritischer Ereignisse hat gezeigt, dass bei 5265 CIRS-Berichten (Trewendt 2016) der Kommunikationsfehler am häufigsten der beitragende Faktor für die Entstehung eines Fehlers war. Meistens handelt es sich um

- unzureichende Kommunikation im Team,
- unzureichende Kommunikation zur Medikationsvorbereitung und Gabe,
- unzureichende schriftliche Informationen,
- Abweichungen von vereinbarten Standards ohne Abstimmung,
- unzureichende interdisziplinäre Kommunikation und
- widersprüchliche, unvollständige oder verzögerte Information.

In einer Befragung wurde erhoben, wie Bild 5.3 zeigt, dass ein Großteil (93,5 %) der befragten Personen ihrer Einschätzung nach Kommunikationsdefizite zwischen Mitarbeitern als einen sehr großen (53,2 %) oder großen (40,3 %) Einflussfaktor auf die Patientensicherheit betrachten (Winckler 2020).

Als besonders kritische Situationen bezüglich Kommunikation und Informationsfluss im klinischen Alltag gaben die befragten Personen insbesondere Dienstübergaben (68,3 %), telefonische Anordnungen von Medikamenten (58,7 %) sowie Verlegungen (42,9 %) und Notfallsituationen (42,9 %) an.

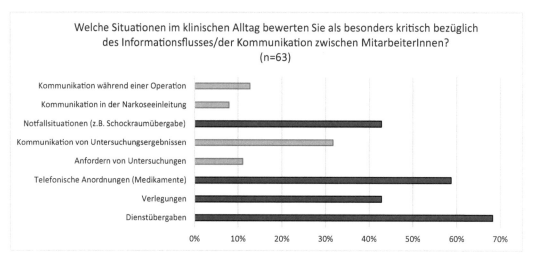

Bild 5.3 Kritische Situationen bezüglich Kommunikation im klinischen Alltag nach Einschätzung der Mitarbeiter (Winckler 2019)

Kommunikationsfehler, eine menschliche Einflussgröße, sind daher als eine der häufigsten Ursachen für eine Fehlerentstehung anzusehen und dies weitaus öfters als technische Fehler. Man geht davon aus, dass ca. 70 % aller Fehler auf menschliches Versagen („Human Factors") zurückzuführen sind (Badke-Schaub 2012). Badke-Schaub et al. definieren den Begriff Human Factors wie folgt: *„Die menschlichen Faktoren (Human Factors) sind alle physischen, psychischen und sozialen Charakteristika des Menschen, insofern sie das Handeln in und mit soziotechnischen Systemen beeinflussen oder von ihnen beeinflusst werden."* Der Begriff umfasst somit alle Interaktionen, die zwischen Menschen als auch die zwischen Menschen und der Technik. Weitere Faktoren sind individuelle Faktoren wie Stress, Müdigkeit oder psychische Belastung.

*Gesagt **ist noch nicht** gehört!*
*Gehört **ist noch nicht** verstanden!*
*Verstanden **ist noch nicht** einverstanden!*
*Einverstanden **ist noch nicht** umgesetzt!*
*Umgesetzt **ist noch nicht** beibehalten!*
Konrad Lorenz, Verhaltensforscher 1903 – 1989

Kommunikation nimmt somit eine Schlüsselrolle im Bereich der Patientensicherheit ein. Im Alltag gibt es zahlreiche Informationsweitergaben, mono- oder interdisziplinär, wie auch bei täglich stattfindenden Patientengesprächen. In all diesen Kommunikationsstrukturen kann es zu Fehlern kommen, einerseits, weil relevante Informationen nicht weitergegeben werden, oder andererseits, weil Informationen nicht verstanden werden. Daher ist es wichtig, darauf zu achten, wie Informationen weitergegeben werden und dass sie auch entsprechend verstanden werden. Die Kommunikation beeinflussende Faktoren sind unter anderem (von Dossow 2016):

- starre und komplexe Hierarchien,
- Sorgen oder Ängste, die Personen daran hindern, Probleme anzusprechen,
- Umgebungslärm,
- Zeitdruck,
- Sprachbarrieren,
- geringe Standardisierung von Übergaben,
- fehlendes Training und
- bei Patienten und Angehörigen der Grad ihrer Gesundheitskompetenz.

In allen Situationen ist es wichtig, dass die Kommunikation ihren angedachten Zweck erfüllt, aber auch gerade in Notfallsituationen ist es unumgänglich, dass die Kommunikation gut strukturiert ist. Wie schon der Begriff „Notfall" suggeriert, befinden sich alle Beteiligten in einer Ausnahmesituation und gerade in einer solchen ist es essenziell, dass die Kommunikation zielgerichtet und fokussiert verläuft, damit möglichst effizient und effektiv Entscheidungen getroffen werden können. Im sogenannten Crisis Resource Management (Rall 2013) sind unter anderem folgende Punkte für Notfallsituationen besonders hervorzuheben:

- Kenne das Arbeitsumfeld!
- Plane voraus!
- Rechtzeitig Hilfe anfordern!
- Bestimme jemanden als den Verantwortlichen (Beispiel Schockraumleader)!
- Eindeutige Aufgabenverteilung!
- Gib alle Informationen weiter!
- Verwende Checklisten!
- Setze Prioritäten!
- Bleib aufmerksam!

Grundlegend sind Checklisten für die unterschiedlichsten Themenbereiche ein gutes Werkzeug, damit man strukturiert und in hoher Qualität kommunizieren und agieren kann. Sollte aufgrund mangelnder Kommunikation ein Fehler passieren, ist es wichtig, sich retrospektiv die Gesamtsituation nochmals vor Augen zu führen und zu reflektieren. Bei unzufriedenstellend verlaufenen Ereignissen – sei es, weil es zu einem komplikationsträchtigen Verlauf kam oder weil Entscheidungen nicht oder zögerlich getroffen wurden – sowie bei von organisatorischen Unzulänglichkeiten behinderten Entscheidungen ist die sogenannte Morbiditäts- und Mortalitätskonferenz (M&M-Konferenzen) ein geeignetes Instrument. Wie genau eine M&M-Konferenz aufgebaut sein soll, wird in einem Kapitel beschrieben.

Kommunikationsfehler stellen das größte Risiko im Bereich der Patientensicherheit dar, sie sind aber auch das am schwierigsten zu lösende Risiko. Während man gewisse Hilfsmittel wie Checklisten anbieten und verordnen kann, können Kommunikationsmuster und Verhaltensweisen einzelner Personen nicht von heute auf morgen verändert werden. Es ist jedoch möglich, gewisse Situationen zu trainieren und zu simulieren, um verhaltenstechnische Abläufe zu verinnerlichen.

Praktische Tipps und Hilfestellungen	

Allgemein	- Verwenden von Checklisten, um die notwendigen Prozessschritte festzulegen
	  - Trainieren und Simulieren von bestimmten Situationen
	- De-Briefing von Situationen
	  - Ad-hoc Reflexion
	  - M&M-Konferenz
	- Aus- und Weiterbildungen in diesem Themenbereich forcieren

Überprüfung	- On-site-Audit oder Compliance-Beobachtungen in Notfallsituationen (Schockraum: In der Regel wird ein Polytraumapatient rechtzeitig angekündigt, somit kann eine Beobachtung vor Ort geplant stattfinden) oder Routinetätigkeiten mit anschließendem Feedback - Überprüfen vereinbarter Maßnahmen aus M&M-Konferenzen auf Umsetzung

Patienten, Angehörige, Besucher	- Patient Empowerment: Patient in die Lage versetzen, dass auch er fragen darf
	- „ASK me 3" implementieren, der Patient soll dem Arzt drei Fragen stellen:
	  - Was ist mein wichtigstes Gesundheitsproblem?
	  - Was kann ich dagegen tun?
	  - Warum soll ich das tun? Warum ist das wichtig?

■ 5.6 Aufklärungsfehler

Ein medizinischer Eingriff stellt eine Körperverletzung, möglicherweise sogar eine Tötung dar, auch wenn er in therapeutischer Absicht und lege artis durchgeführt wird. Dazu zählen Eingriffe wie Penetration einer Körperhöhle oder Körperoberfläche, aber auch die Verabreichung von Medikamenten. Sie sind jedoch dann rechtmäßig, wenn der Patient über den Eingriff aufgeklärt wurde und er nach Aufklärung in die Maßnahme eingewilligt hat (Kaufmann 2004).

Diese Aufklärung und Einwilligung findet vor diagnostischen Verfahren, Eingriffen oder Therapien im Rahmen des ärztlichen Aufklärungsgesprächs statt. In der Regel können dafür standardisierte Aufklärungsformulare verwendet werden, sind solche nicht erhältlich, wird je nach Komplexität der durchzuführenden Tätigkeit ein rechtlich geprüftes, selbst erstelltes Aufklärungsformular verwendet. In vielen Fällen stellen auch medizinische Fachgesellschaften solche zur Verfügung. In einem Aufklärungsgespräch soll das Verfahren, die Therapie oder der Eingriff erklärt werden, wie auch das zu erwartende Ergebnis und die möglichen Komplikationen (Bild 5.4). Je schwerer der Eingriff, umso ausführlicher hat die Aufklärung stattzufinden, und umso längere Bedenkzeit muss der Patient haben. Es muss auch dargelegt werden, welche Auswirkungen beispielsweise der Eingriff für seine persönliche Situation bedeuten kann. Dem Patienten soll die Art und Schwere des Eingriffs erkennbar gemacht werden wie auch die Risiken (Kaufmann 2004). Im Rahmen des Aufklärungsgesprächs muss zwischen unvermeidbaren und vermeidbaren Risiken unterschieden werden. Über seltene Risiken ist ebenso aufzuklären, vor allem dann, wenn sie für den Eingriff zutreffend sind (Kaufmann 2004).

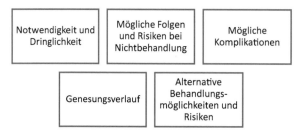

Bild 5.4 Was ist Teil einer „lege artis"-Aufklärung?

5.6.1 Aufklärungsformular

Zur besseren Veranschaulichung eines Verfahrens, einer Therapie oder eines Eingriffs ist es aus rechtlicher Sicht empfehlenswert, am Aufklärungsformular Zeichnungen zur leichteren Verständlichkeit zu erstellen oder die bereits angegebenen Zeichnungen in standardisierten Aufklärungsbögen zu erklären. Besonders wichtig ist es, das aktuellste Aufklärungsformular zu verwenden. Werden beispielsweise Aufklärungsformulare als Vordrucke in größerer Menge beschafft, kann es vorkommen, dass im Laufe der Zeit, in der die Papierversion genutzt wird, bereits eine aktuellere Version erhältlich ist. Daher ist es ratsam, papierbasierte Aufklärungsformulare möglichst in kleinen Mengen zu bestellen oder besser gleich auf online-basierte Aufklärungsformulare umzustellen.

Risiken im Aufklärungsprozess sind mannigfaltig:

- Nicht rechtzeitiges Aufklärungsgespräch.
- Kein ausführliches Aufklärungsgespräch.
- Fehlende Aufklärung über mögliche Risiken und alternative Behandlungsmöglichkeiten.
- Verwenden von veralteten Aufklärungsformularen.
- Bei ausländischen Patienten fehlende Dokumentation einer adäquaten Aufklärung, wie ein Hinzuziehen eines Dolmetschers oder anderer Hilfsmittel (übersetztes Aufklärungsformular).

Jedenfalls gilt der Grundsatz, was nicht dokumentiert ist, ist nicht geschehen. Zusätzlich zum dokumentierten Aufklärungsgespräch kann sowohl für einfache als auch schwerwiegende Eingriffe ein Aufklärungsvideo gezeigt werden. Diese Videos sollen in einfacher Sprache und leicht verständlich gehalten sein, um den medizinischen Eingriff noch plastischer für den Patienten darzustellen, wie beispielsweise für eine Coloskopie, Gastroskopie, Brachytherapie oder Teletherapie). Diese Aufklärungsvideos kann man im Internet als Download zur Verfügung stellen, damit Patienten sich die Information je nach Bedarf mehrmals anzusehen können.

5.6.2 Mögliche Szenarien

Ein Patient wurde zeitgerecht über einen geplanten Eingriff vom vorgesehenen Operateur aufgeklärt. Am Vortag der Operation entscheidet sich jedoch ein anderer Operateur für eine andere mögliche Vorgehensweise oder eine Erweiterung der Operation. Der Patient wurde über diese Änderung erst sehr knapp vor dem Eingriff aufgeklärt. Das Risiko besteht nun darin, dass der Patient Schadenersatzforderungen geltend machen kann, wenn er beweisen kann, nicht, unzureichend oder verspätet über wesentliche Risiken und die andere Vorgehensweise aufgeklärt worden zu sein.

Zunächst ist anzumerken, dass es keine fixen Zeitgrenzen für die Aufklärung gibt. So gibt es etwa keine gesetzliche Bestimmung, die eine Aufklärung 24 oder 48 Stunden vor dem Eingriff als ausreichend ansieht. Liegt eine recht lange Zeitspanne zwischen der Aufklärung und dem Eingriff, ist es empfehlenswert, den Patienten bei Aufnahme noch einmal auf wesentliche Schritte und Risiken aufmerksam zu machen und ihm die Möglichkeit für Fragen zu geben. Eine neuerliche, sprich zweite, Aufklärung ist jedoch in der Regel nicht erforderlich. Die Aufklärung muss jedenfalls so weit vor dem Eingriff erfolgen, dass der Patient ausreichend Zeit hat, die Informationen zu überdenken und in Ruhe und ohne Druck eine Entscheidung treffen kann. Die Angemessenheit der Überlegungsfrist macht der Oberste Gerichtshof vom Einzelfall und im Wesentlichen von zwei Faktoren abhängig:

- Dringlichkeit der Behandlung.
- Schwere des Eingriffs.

Je dringlicher der Eingriff ist, umso eher kann die Aufklärung unmittelbar vor dem OP-Termin liegen. Je schwerer und planbarer der Eingriff ist, umso früher hat die Aufklärung zu erfolgen. Eine Aufklärung 24 Stunden vor dem Eingriff kann daher angemessen oder auch deutlich verspätet sein. Handelt es sich um einen schweren, risikoreichen Eingriff, der auch später noch durchgeführt werden kann, wird die Aufklärung am Vortag der OP zu kurzfristig sein. Vor allem ist zu befürchten, dass der Patient nicht mehr in Ruhe und ohne Druck entscheiden kann, wenn er bereits stationär aufgenommen wurde und der Eingriff für den kommenden Tag angesetzt ist. Geht man davon aus, dass die Änderung oder Erweiterung der Operation ein zusätzliches Risiko für den Patienten birgt, spricht einiges dafür, dass die Aufklärung am Vortag der Operation zu spät ist.

Die Aufklärung muss nicht vom behandelnden Arzt selbst erfolgen, sondern kann auch von einem Turnusarzt – abhängig von seinem Ausbildungsstand, seinem Wissen und seiner Fähigkeit, die Fragen des Patienten zufriedenstellend zu beantworten – durchgeführt werden. Dass der Operateur den Patienten erstmals im OP sieht, ist aus Sicht des Risikomanagements risikoerhöhend, aus rechtlicher Sicht prinzipiell zulässig. Der Operateur hat jedenfalls die OP-Vorbereitungsarbeiten (Aufklärung, OP-Markierung etc.) zu prüfen und diese auf Plausibilität und Richtigkeit zu kontrollieren.

Praktische Tipps und Hilfestellungen	
Allgemein	- Verwenden von standardisierten, aktuellen Aufklärungsformularen. - Verwenden von aktuellen, in Fremdsprachen übersetzten Aufklärungsformularen. - Aufklärungsvideos. - Auf Rechtzeitigkeit und Ausführlichkeit des Aufklärungsgesprächs achten. - Eine Einwilligung oder Ablehnung des Patienten einholen.
Überprüfung	- On-site-Audit: Begehung von Stationen, Ambulanzen oder Arztpraxen und Prüfen der Aktualität der aufliegenden Aufklärungsformulare (Vergleich mit online erhältlichen Formularen des gleichen Anbieters). - Remote-Audit: Retrospektives Prüfen auf Vorliegen von unterzeichneten Aufklärungsformularen und Rechtzeitigkeit.

Patienten, Angehörige, Besucher	- Patient Empowerment: Patient in die Lage versetzen, dass auch er fragen darf.
	- ASK me 3 implementieren, der Patient soll drei Fragen stellen:
	  - Was ist mein wichtigstes Gesundheitsproblem?
	  - Was kann ich dagegen tun?
	  - Warum soll ich das tun? Warum ist das wichtig?

5.7 Mögliche Risiken

Im Gesundheitswesen existieren zahlreiche weitere Risiken. Die hier genannten und möglichen Risiken sollen einen Überblick über diehäufigsten Risiken geben. Es werden auch Möglichkeiten aufgezeigt, die Risiken bestmöglich zu reduzieren. In diesem Kontext ist stets zu erwähnen, dass die wenigsten Risiken gänzlich verhindert werden können, aber mit einer höheren Achtsamkeit und unter Nutzung der bereits vorhandenen Instrumente kann die Eintrittswahrscheinlichkeit und auch manchmal die Auswirkung aufgrund eines eingetretenen Fehlers reduziert werden.

Weitere Risiken, die man nicht außer Acht lassen sollte, sind beispielsweise:
- OP-assoziierte Risiken, wie beispielsweise Vergessen von Tupfern oder Instrumenten im Operationsgebiet.
- Fehler in der Dokumentation, die im Zweifelsfall zu Widersprüchen führen können.
- Fehlende oder unzureichende Geräteschulungen und somit die Nichtbeachtung des Medizinproduktegesetzes.
- Nichtbeachten des Datenschutzes und somit Weitergabe von sensiblen Daten.
- Dekubitus
- Sturz
- Und zahlreiche weitere fachspezifische Risiken in den Bereichen
    - Diagnostik,
    - Therapie/Behandlung,
    - Nachsorge.

Jede Gesundheitseinrichtung soll zur Identifizierung ihrer spezifischen Risiken gemäß interner und externer herangezogener Vorgaben (ONR 49000 ff., ISO 31000) eine ausführliche Analyse durchführen, die identifizierten Risiken gemäß Eintrittswahrscheinlichkeit und Auswirkung bewerten und dementsprechend die wichtigsten Risiken bearbeiten und regelmäßig hinsichtlich Einhaltung der internen und eventuell externen Vorgaben evaluieren und entsprechend der erzielten Ergebnisse weiter verbessern.

Es gibt zahlreiche Risiken im Gesundheitswesen. Durchleuchten Sie die eigene Organisation und beurteilen Sie, welche Risiken eine große Auswirkung auf die Patientensicherheit haben!

Während jeder Tätigkeit kann ein Fehler auftreten, daher ist es auch kaum möglich, alle Risiken im Gesundheitswesen vollständig zu benennen. Mit dem medizinischen Fortschritt und neuen Techniken im Bereich der Diagnostik und Therapie steigen auch die möglichen Fehlerquellen. Die Routine beherbergt das größte Gefahrenpotenzial, zumal man sich bei der Durchführung viel zu oft zu sicher wähnt und Arbeitsabläufe beinahe automatisiert und ohne eine Rückversicherung, ob man auch alle wesentlichen Schritte eingehalten hat, ablaufen. Exemplarisch sind weitere Risiken beschrieben, die ein hohes Gefahrenpotenzial aufweisen.

5.7.1 Verwechslung von laparoskopischen Instrumentarien

Ein Operateur wird zu einer laufenden Operation hinzugezogen. Der Konsiliararzt setzt die Operation ohne formale Übergabe der laparoskopischen Instrumentarien fort. In der Annahme, dass am linken Laparoskop die Pinzette angebracht ist, wird ein Gewebe durchtrennt statt angehoben. Es war nicht die Pinzette, sondern die Schere am linken Laparoskop angebracht. Durch die Verwechslung von laparoskopischen Instrumentarien entsteht eine schwere Körperverletzung am Patienten, Dauerfolgen sind möglich (Saeger 1992).

Wie in diesem Fall beschrieben, übernimmt der Konsiliararzt das Equipment ohne vorherige Kontrolle. Daher ist folgende Vorgehensweise zur Vermeidung des Risikos einzuhalten:

- Wird ein Konsiliararzt zu einer bereits laufenden Operation hinzugerufen, wird der Konsiliararzt dem OP-Team vorgestellt.
- Der Konsiliararzt wird über die aktuelle OP und Fragestellung informiert.
- Bei einem laparoskopischen Eingriff werden bei einer Übergabe die Instrumentarien entfernt und vom Konsiliararzt neuerlich eingesetzt.

Durch dieses „zweite" Team-Time-Out während der OP und Übernahme der Operation durch einen Konsiliararzt ist das Risiko der Verwechslung der Instrumentarien vermeidbar.

5.7.2 Umgang mit kritischen Befunden

Eine Untersuchung wird handschriftlich mit einem sogenannten Anforderungsschein beauftragt. Die Untersuchung führt zu einem kritischen Befund. Dieser Befund wird übermittelt und von der anfordernden Stelle jedoch nicht wahrgenommen bzw. als solcher übersehen.

- Das Übersehen kritischer Befunde/Befundergänzungen kann zu einer schweren Körperverletzung mit Dauerfolgen bis hin zum Tod des Patienten führen.

- Zusätzlich kann es zu straf- oder zivilrechtlichen Folgen für die involvierten Personen bzw. zu einem Image- und finanziellen Schaden für die Gesundheitseinrichtung kommen.
- Unleserliche oder unvollständige Anforderungsscheine führen dazu, dass diese nicht eindeutig dem Zuweiser zugeordnet werden können. Der Zuweiser kann nicht ermittelt und über den kritischen/relevanten Befund auf direktem Wege nicht persönlich informiert werden.
- Kritische/relevante Befunde/Befundergänzungen werden nicht als solche explizit ausgewiesen und können übersehen werden.

Wie in diesem Fall beschrieben, sind Anforderungsscheine, sofern sie nicht über ein Krankenhausinformationssystem zur Verfügung stehen, in Blockschrift leserlich auszufüllen, dies inkludiert den Namen des zuweisenden Arztes inkl. der Telefonnummer. So kann gewährleistet werden, dass die Zuweiser über kritische/relevante Befunde/Befundergänzungen persönlich oder telefonisch informiert werden. Die Nutzung elektronischer Anforderungen wird daher prinzipiell empfohlen.

- Stationen haben klare Abläufe einzuführen, die sicherstellen, dass Befunde gelesen werden.
- Bei kritischen/relevanten Befunden/Befundergänzungen sind die Zuweiser in jedem Fall unverzüglich persönlich oder telefonisch zu informieren.
- Kritische/relevante Befunde/Befundergänzungen sind im Befund oder Nachtragsbefund deutlich hervorzuheben.

5.7.3 Herstellung von Lösungen

Es erfolgt eine ärztliche Anordnung zum Richten einer Heparin-Perfusorspritze (25 000 IE Heparin auf 50 ml NaCl als Lösungsmittel für 24 Stunden). Eine Pflegeperson bereitet die Heparin-Perfusorspritze zu und beschriftet diese mit den erforderlichen Angaben am Etikett:

- Medikamentenname
- Dosis
- Lösungsmittel
- Handzeichen
- Datum und Uhrzeit

Die Dosis wurde jedoch falsch berechnet und der Patient erhielt beinahe statt 25 000 IE die fünffache Dosis, da statt einer Ampulle à 5 ml (5000 IE/ml) fünf Ampullen à 5 ml (5000 IE/ml) verwendet wurden.

Wie in diesem Fall beschrieben, ist zur Berechnung der korrekten Dosis das Medikament eindeutig hinsichtlich Medikamentenname und Konzentration zu identifizieren. Danach ist das Medikament entsprechend der Verordnung vorzubereiten. Durch eine falsche Dosisberechnung kann es für Patienten zu schwerwiegenden Folgen kommen, die bis zum Tod führen können.

Folgende Fehler können auftreten:

- Verwechslung von Heparin-Ampullen, da diese in unterschiedlichen Konzentrationen vorliegen (1000 IE/ml, 5000 IE/ml, 25000 IE/ml). In weiterer Folge kann eine Verwechslung von Ampullen zu Über- oder Unterdosierungen führen.
- Falsche Berechnung der zu verabreichenden Dosis.
- Der falsche Patient erhält das Medikament.
- Falsche Einstellung am Perfusor.

Folgende Maßnahmen sind daher einzuhalten:

- Eindeutige Identifikation des Medikaments inklusive Angabe der Dosis auf der Verpackung und am Etikett der Ampulle.
- Während der Einarbeitungszeit neuer Mitarbeiter erfolgt eine Praxisanleitung, Medikamente werden im 4-Augen-Prinzip gerichtet. Die Praxisanleitung ist je nach Bedarf zwischen zwei und mehreren Monaten möglich.
- Schüler richten Medikamente ausschließlich im 4-Augen-Prinzip.
- Verabreichung:
    - Variante 1: Es dürfen nur jene intravenösen Medikamente von einer Pflegeperson verabreicht werden, die auch selbst von dieser zubereitet wurden.
    - Variante 2: Sind Perfusorspritzen mit einem Etikett inkl. den Informationen Patientenname, Dosierung, Lösungsmittel und Zubereitungsdatum versehen, darf das intravenöse Medikament auch von einer anderen Pflegeperson verabreicht werden.
- Beispiele zur Berechnung von herzustellenden Lösungen sind im Idealfall in dem Raum vorhanden, wo Medikamente gerichtet werden.

Verordnung: 25000 IE Heparin mit 0,9 % NaCl in 50 ml Perfursorspritze (1000 IE/Stunde)	
5 ml Ampulle Heparin mit 5000 IE/ml	= 5 x 5000 IE/ml = 25000 IE
	+ 45 ml NaCl
	= 50 ml Perfusorlösung mit 25000 IE Heparin
1 ml Perfusorlösung entspricht	25000/50 = 500 IE Heparin
Einstellung am Perfusor	2 ml/Stunde (500 IE Heparin x 2 = 1000 IE Heparin/Stunde)

- Am Arbeitsplatz liegen entsprechende Dosierungsanleitungen mit Rechenbeispielen auf.
- Vor Verabreichung erfolgt eine nochmalige Kontrolle der intravenösen Medikamente anhand der Fieberkurve (6-R-Regel).
- Überprüfen der Einstellung der Dosis pro Stunde am Perfusor.

5.7.4 Verbrennungen im Mund-Rachen-Raum

Eine Sauerstoffkonzentration > 40 % ist mit dem Risiko einer höheren Verbrennungsgeschwindigkeit verbunden. Es ist daher bei intubierten und beatmeten Patienten (aber auch bei beatmeten Patienten ohne Tubus) immer daran zu denken, dass es bei hohen O_2-Konzentrationen in der Umgebungsluft zu einem schnellen und intensiven Brand kommen kann. Das beschreibt der Begriff des „Operating Room fires". Solche Ereignisse sind zwar selten, kommen aber dennoch regelmäßig vor. Daten zufolge gibt es etwa 600 Fälle pro Jahr in den USA (Gorphe 2015).

Sogenannte „Airway fires" mit Verbrennungen im Mund-Rachen-Raum sind bei Tracheotomien kein Einzelfall und in der Literatur als Risikofaktor beschrieben. Aufgrund der Notwendigkeit, diese Patienten (oft im Lungenversagen) mit hohen O_2-Konzentrationen zu beatmen, gibt es hier ein konstantes Risiko. Es ist aus diesem Grund essenziell, die O_2-Konzentration während des Eingriffs so niedrig wie möglich zu halten. Folgende Vorgehensweisen zur Vermeidung von „Airway fires" sind einzuhalten:

- Während des gesamten Eingriffs ist die niedrigstmögliche inspiratorische Sauerstoffkonzentration (FiO2) zu wählen (optimalerweise „Raumluft" = 21 % FiO_2). Während der Präparation an der Trachea und nach deren Eröffnung darf die FiO_2 jedenfalls nicht mehr als 40 % betragen.
- Kurz vor, während oder nach der Eröffnung des Tracheallumens ist eine Erhöhung des FiO_2 nur möglich, wenn keine Blutstillung mittels Elektrokoagulation mehr erfolgt. Dazu ist eine verbale Kommunikation zwischen den behandelnden Ärzten der unterschiedlichen Fachgruppen notwendig.
- Sollte bei bereits eröffneter Trachea eine Erhöhung der FiO_2 notwendig sein, darf keine Elektrokoagulation mehr erfolgen. Blutstillung ist dann durch mechanische Maßnahmen vorzunehmen. Falls dies nicht möglich ist, ist abzuwarten, bis die FiO_2 wieder unter 40 % gesenkt werden konnte.
- Ist abzusehen, dass der Patient eine höhere FiO_2 benötigen könnte, ist der Tubuscuff vor dem Eingriff mit NaCl zu füllen.

Für alle Eingriffe, bei welchen Sauerstoff in die Umgebungsluft entweichen könnte (offenes System), und bei denen Elektrokauter verwendet werden (z. B. Kopf- und Hals-Bereich), gelten angesichts der hohen Feuergefahr die gleichen Vorgehensweisen wie beschrieben.

5.7.5 Fehlende Schulungsdokumentation von Medizinprodukten

Sowohl das deutsche als auch das österreichische Medizinproduktegesetz verlangen ein entsprechend kompetentes und geschultes Personal für die Verwendung und Sicherung von Medizinprodukten. Es besteht allerdings das Risiko, dass keine Dokumentation über durchgeführte Schulungen und somit keine Kontrolle, welche Mitarbeiter für welche Medizinprodukte geschult sind, vorhanden sind. Durch fehlende oder unzureichende Schulungen kann es zu fehlerhafter Bedienung bzw. Nutzung von Medizinprodukten kommen. Patienten können durch eine fehlerhafte Bedienung bzw. Nutzung eines Medizinprodukts einen Schaden erleiden (siehe auch Verwechslung von laparoskopischen Instrumentarien). Dieser Schaden kann eine leichte bis schwere Körperverletzung darstellen. Am ehesten passieren Versäumnisse in der Schulung von Medizinprodukten aufgrund fehlender Strukturen, die eine Schulung neuer und bestehender Mitarbeiter gewährleistet.

Es sollten daher folgende Punkte beachtet werden:
- Es erfolgt eine jährliche Überprüfung aller medizintechnischer Geräte und Anlagen.
- Ein geräteverantwortlicher Arzt ist definiert.
- Schulungen durch Mitarbeiter der Hersteller bzw. Vertriebspartner finden statt und die Schulung wird dokumentiert.
- Anlegen eines Ordners mit den Beschreibungen sämtlicher medizintechnischer Geräte (geräteverantwortliche Person) wird durchgeführt.
- Elektronische Betriebsanleitungen werden vom Hersteller angefordert und am Abteilungslaufwerk bereitgestellt
- Schulungspass wird in den Bereichen eingeführt, wo diese fehlen.
- Flächendeckende Schulung bei neuen medizintechnischen Geräten bei allen Mitarbeitern finden statt.
- Einführen neuer Mitarbeiter in medizintechnische Geräte, sofern sie diese während ihrer Ausbildung (z. B. Turnus) verwenden.

5.7.6 Unzureichendes Schmerzmanagement

Wie die zunehmende Anzahl an Publikationen zeigt, ist eine Optimierung des Schmerzmanagements in Krankenhäusern notwendig (Smolle 2018). Schmerzmanagement soll an allen bettenführenden Stationen sowie an allen Intensivstationen ein fester Bestandteil in allen Gesundheitseinrichtungen sein. Das Schmerzmanagement soll regelmäßig nach definierten Kriterien evaluiert werden.

Fehlt es an einem ausreichenden Schmerzmanagement, besteht die Gefahr, dass Patienten Schmerzen erleiden bzw. zeitlich verlängerte Schmerzen aufgrund eines inadäquaten Schmerzmanagements aufweisen. Patienten können dadurch ein chronisches Schmerzgedächtnis entwickeln. Patienten können mit der allgemeinen Behandlung aufgrund der inadäquaten Schmerzbehandlung unzufrieden sein. Der Therapieerfolg stellt sich daher nicht oder verzögert ein, ebenso kann sich dadurch ein Krankenhausaufenthalt verlängern. Häufig beruhen Probleme einer inadäquaten Schmerztherapie auf einer unzureichend verordneten Schmerztherapie, wegen fehlender Compliance, oder weil keine ausreichende Patienteninformation über den Umgang mit Schmerzen erfolgte.

Es sollten daher folgende Punkte beachtet werden:

- Patienten werden über den Umgang mit Schmerzen informiert (mündlich und schriftlich).
- Schmerzerfassung: Die Schmerzwerte werden nach festgelegten Zeitpunkten erhoben.
- Es werden medikamentöse Therapieschemata erstellt.
- Nebenwirkungen werden behandelt.
- Schmerzprophylaxe findet statt.
- Umsetzung von nicht medikamentösen Maßnahmen ist implementiert.
- Patienteninformationsfolder und/oder Schmerz-Informationsblätter sind erstellt.
- Mitarbeiterschulungen finden statt (Patienten-Information, Schmerzerfassung, Schmerzdokumentation, Anwendung der Therapieschemata, Therapie bei Nebenwirkungen, Schmerzprophylaxe, nicht-medikamentöse Maßnahmen etc.).
- Befragung der Patienten zum Thema Schmerz mit standardisiertem Fragebogen zur Wirksamkeit des umfassenden Schmerzmanagements werden regelmäßig durchgeführt.
- Spezifische Mitarbeiterbefragung zum Schmerzmanagement wird regelmäßig durchgeführt.
- Eine externe Bewertung durch Schmerz-Visitatoren ist für eine gewisse Zeit vorgesehen.

- Veranstaltungen zum Thema Schmerzmanagement (Kongresse) sind etabliert.
- Regelmäßige interne Audits finden statt.
- Erhebung der Ausgabe von Analgetika wird durchgeführt.

5.7.7 Risiken bei der Entlassung

Eine gute Entlassungsplanung beginnt bereits bei der Aufnahme und bei geplanten Krankenhausaufenthalten bereits davor. Neben vielen Maßnahmen des Behandlungs- und Betreuungsteams während des Aufenthalts im Krankenhaus beendet im Regelfall das Entlassungsgespräch den Krankenhausaufenthalt. Im Rahmen des Entlassungsgesprächs werden die Entlassungsdokumente sowie die schriftlichen Entlassungsinformationen der behandelnden und betreuenden Ärzte, Pflegepersonen und der medizinisch-technischen Diensten sowie der Sozialarbeit übergeben. Zusätzlich werden häufig auch Broschüren oder Merkblätter an die Patienten verteilt. Diese Informationen sollen sicherstellen, dass die Patienten alle wichtigen Informationen zu ihrem Gesundheitszustand auch schriftlich haben und somit außerhalb des Krankenhauses bestmöglich weiterbehandelt und betreut werden können.

Häufig bereiten aber gerade diese schriftlichen Informationen Probleme. So konnten viele Studien zeigen, dass es zahlreiche Risiken bei schriftlichen Entlassungsinformationen gibt. In einer Studie von Schwarz et al. 2019 wurden die wichtigsten Risiken der schriftlichen ärztlichen Entlassungsinformation identifiziert. Zum einen werden sie überhaupt nicht oder zu spät übermittelt und zum anderen gleicht keine Entlassungsinformation der anderen in Bezug auf die Struktur und es gibt inhaltliche wie qualitative Mängel. Hinzu kommt, dass die Entlassungsinformationen für die Patienten, welche zumeist medizinische Laien sind, unverständlich sind und aufgrund der mangelnden Patienten-Zentrierung häufig nicht gelesen beziehungsweise nicht verstanden werden.

Das Thema der guten schriftlichen Gesundheits- und der Entlassungsinformation hat zudem häufig nur einen geringen Stellenwert in der Ausbildung der Ärzte und der anderen Gesundheitsberufe.

Auch ist das oft im Rahmen der Visite geführte Entlassungsgespräch für Patienten nicht ausreichend, um sich all die verschiedenen Informationen zu merken, oder aber zu kurz, um wichtige Fragen zu stellen. Dies bestätigen auch Fokusgruppengespräche mit Patienten (Falk 2018) und Befragungen stationärer Patienten. Eine Patientenbefragung ergab folgende Punkte bezüglich Entlassung von den Patienten aus dem Spital:

- Unzureichende Information, wer die weitere Betreuung nach der Entlassung übernimmt.

- Besprechung der weiteren und notwendigen Kontrolluntersuchungen.
- Selbstbeobachtung von Symptomen zu Hause.
- Information über Verhalten nach der Entlassung.
- Besprechen der poststationären Medikation.
- Information über die Rehabilitation.
- Unvollständige Entlassungsinformation (ist das nicht all das aufgezählte?).
- Keine Information an Pflegeheim bezüglich vorhandener Wunden.
- Entlassung aus dem Krankenhaus ohne notwenige Hilfsmittel.
- Falsche Dosierung des Medikaments bei der Entlassung.

Dies führt dazu, dass wichtige Informationen verloren gehen, dass „Dr. Google" befragt wird oder aber auch, dass betroffene Menschen ihre Entlassungsinformationen auf Webseiten übersetzen lassen. Es besteht das Risiko, dass schlecht informierte Patienten mit einer niedrigen Gesundheitskompetenz wichtige Informationen nicht zur Verfügung haben bzw. nicht verstehen.

Weitere Quellen für Patienten sind individuelle, schriftliche, leicht verständliche und qualitativ hochwertige Gesundheitsinformationen. Ein Problem im klinischen Alltag ist jedoch, dass die vorhandenen Folder und Broschüren häufig veraltet, nicht für Patienten geeignet, nicht evidenzbasiert und nicht verständlich für medizinische Laien sind und oftmals Werbung für ein bestimmtes Produkt beinhalten.

In Anbetracht niedrigen Gesundheitskompetenz Bevölkerung (Pelikan 2012) scheint es daher von besonderem Interesse, hier Maßnahmen zu setzen. Das Entlassungsdokument und Entlassungsgespräch stellt daher das wichtigste Kommunikationsmedium zwischen Krankenhäusern, Allgemeinärzten, Patienten dar und gilt als wichtiges Rechtsdokument (Kreße 2010). Eine rechtzeitige Übermittlung, eine eindeutige Dokumentation der Befunde, eine entsprechende Beurteilung der Krankheit sowie verständliche Empfehlungen für die Nachsorge sind wesentliche Aspekte des medizinischen Entlassungsdokuments (Möller 2015). Trotz der hohen Bedeutung sind Entlassungsdokumente in Inhalt und Form häufig unzureichend (van Walrafen 1995). Das Entlassungsdokument ist ein wichtiges medizinisches Dokument, da es eine Zusammenfassung der Diagnose und Therapie des Patienten, Informationen zur Krankengeschichte des Patienten, Medikamente sowie Empfehlungen für die Kontinuität der Behandlung enthält. Eine rasche Übermittlung für die weitere Behandlung ist für den Patienten (sowie für Angehörige und andere Personen, die an der Pflege der Patienten beteiligt sind) und ihre derzeitigen und zukünftigen Ärzte von großer Bedeutung.

Die wesentlichen Risiken im Entlassungsdokument sind (Schwarz 2019):
- Keine Erstellung, keine und/oder verspätete Übermittlung.
- Fehlende „Patienten-Zentrierung".
  - Unter anderem keine laiengerecht formulierten Informationen und Verhaltensempfehlungen.
- Geringe inhaltliche Qualität und geringer Informationsgehalt wegen
  - fehlender Kenntnis in der Erstellung.
  - Abkürzungen mit mehreren Bedeutungen.
- Fehlendes Training in Ausbildung und Praxis.
- Fehlende technische Unterstützung (Digitalisierung).
- Handgeschriebene und nicht leserliche Entlassungsinformation.

Um die Risiken zu minimieren, sind daher folgende Maßnahmen notwendig:
- Die Entlassungsinformation ist kurz, enthält alle notwendigen Informationen für die weitere Behandlung. Die inhaltliche Gewichtung der Entlassungsinformation ist abhängig vom Schweregrad der Erkrankung und der Notwendigkeit der unmittelbaren Weiterversorgung nach der Entlassung.
- Essenziell ist, dass Abkürzungen nicht verwendet werden, da diese von Kollegen anderer Fachbereiche oder von Patienten missverstanden werden können.
- Die Erstellung der Entlassungsinformation sollte möglichst zeitnah erfolgen.
- Die Übermittlung der Entlassungsinformation mit den wichtigsten Informationen zur Weiterversorgung muss unmittelbar bei der Entlassung direkt an die Patienten bzw. an die weiterversorgende Einrichtung erfolgen.
- Handschriftliche Entlassungsinformationen sind zu vermeiden.
- Das Thema der „Entlassungsinformation" – gemessen an Bedeutung und Arbeitsaufwand – hat einen auffällig geringen Stellenwert in Aus-, Weiter- und Fortbildung. Daher braucht es:
  - Schulungsangebote,
  - Checklisten und Toolkits zur Selbsteinschätzung und zum Verfassen von ärztlichen Entlassungsinformationen.
- Patienten sind im Regelfall medizinische Laien mit unterschiedlich ausgeprägter Gesundheitskompetenz.
  - Deshalb, ist es unter anderem notwendig, Teile in der Entlassungsinformation (z. B. Therapie- und Verhaltensempfehlungen), die für die Patienten bzw. deren Angehörigen von Bedeutung sind, für Laien verständlich zu formulieren/gestalten. Das bedeutet zum Beispiel auf Abkürzungen und medizinische Fachausdrücke sowie lange Schachtelsätze zu verzichten.

- Viele Arbeitsschritte können mit Unterstützung der IT wesentlich erleichtert werden und den Arbeitsaufwand für Ärzte reduzieren. Es braucht
  - die automatische Übertragung der Diagnosen und der Medikation in tabellarischer Form,
  - die automatische Übertragung von Allergien, Risiken und Unverträglichkeiten,
  - eine Anpassung der Inhalte an die unterschiedlichen Bedürfnisse (Textformatierung, Schriftgröße),
  - die konsequente Erklärung von Abkürzungen beziehungsweise deren Nichtverwendung.

6 Erhöhung der Patientensicherheit

■ 6.1 Morbiditäts- und Mortalitätskonferenz

Die Morbiditäts- und Mortalitätskonferenz, kurz „M&M-Konferenz", ist ein bekanntes Instrument, um aus möglichen Zwischenfällen und Fehlern zu lernen. M&M-Konferenzen werden in vielen Ländern, vor allem im englischsprachigen Raum, routinemäßig durchgeführt. Im deutschsprachigen Raum ist dieses Instrument noch nicht weit verbreitet und wenn vorhanden, wird es nicht immer in seiner ursprünglich angedachten Form verwendet. Oft bestehen immer noch Vorbehalte, mögliche Fehler mit seinen Kollegen zu besprechen, gepaart mit der Angst, an den Pranger gestellt zu werden. Solche Situationen können vor allem dann eintreten, wenn noch keine ausreichend hohe Patientensicherheitskultur gegeben ist. Eine erfolgreiche und sinnstiftende M&M-Konferenz kann an mehreren Umfeldfaktoren scheitern. Unter anderem gilt es das Thema der ausreichenden Ressourcen zu allererst zu hinterfragen. Gibt es noch Raum für eine weitere regelmäßige Konferenz? Wie ist es um die Kommunikationskultur in der Organisationseinheit bestellt, gibt es immer wieder mal Schuldzuweisungen bei heiklen Themen oder sind die Kollegen kritikfähig? Diese Punkte gilt es vor der Einführung einer M&M-Konferenz zu beurteilen (Berenholz 2009, Bundesärztekammer 2016). Nach einer der ersten M&M-Konferenzen ist es ratsam, generell den Ablauf und die Gesprächskultur zu hinterfragen, um entsprechende Korrekturmaßnahmen für kommende Konferenzen rechtzeitig einleiten zu können.

Umfeldfaktoren während des Tuns, die eine erfolgreiche Durchführung einer M&M-Konferenz verhindern können:

- Es kommt zu Schuldzuweisungen oder Rechtfertigungen.
- Es herrscht eine „Blame Culture" vor: Das Ziel ist erreicht, wenn der Betroffene seine Schuld zugibt.
- M&M-Konferenz wird als ein Sanktionsinstrument verwendet.
- Es herrscht ein Klima der Angst.

- Es schleicht sich ein Vorlesungscharakter ein und es entsteht kein Raum für Diskussionen.
- Abgeleitete Verbesserungsmaßnahmen werden inkonsequent oder gar nicht weiterverfolgt.

Eine Befragung von Chefärzten im Jahr 2018 zeigte, dass M&M-Konferenzen grundlegend bekannt sind und als ein wirksames Instrument zur Erhöhung der Patientensicherheit angesehen werden. Es wird jedoch nach unterstützenden Materialien nachgefragt, wie einen Leitfaden oder Checklisten zur Vorbereitung und Abhaltung einer M&M-Konferenz.

6.1.1 Was bringt eine M&M-Konferenz?

M&M-Konferenzen sind ein weltweit erprobtes Instrument, um aus Beinahefehlern oder tatsächlichen Fehlern zu lernen. Sie bieten zahlreiche Vorteile für ein zukünftiges, reflektiertes Handeln. Die wichtigsten Punkte sind:

- Wiederholung von unerwünschten Behandlungsverläufen vermeiden
- (Selbst-)Reflexion
- Verbesserung von Fachwissen, Fertigkeiten und Handlungskompetenzen – was lernen wir daraus?
- Transparenz für Fehler und Komplikationen schaffen
- Förderung einer offenen, internen und vertrauensvollen Besprechung
- Förderung der Sicherheitskultur (Becker 2013, Stiftung Patientensicherheit Schweiz 2019).

6.1.2 Einführung einer M&M-Konferenz

Die Leitung einer Einrichtung muss die Durchführung einer M&M-Konferenz befürworten, dass bedeutet die Berücksichtigung einiger allgemeiner Vorgaben (Stiftung Patientensicherheit Schweiz 2019, Berenholz 2009, Bundesärztekammer 2016):

- Vermittlung von Werten durch die Leitung,
- Verantwortung übernehmen und die Bereitschaft dazu,
- Bereitstellung der dazu notwendigen Ressourcen (Zeit, Raum, Regelmäßigkeit),
- Verwendung einer standardisierten Präsentationsvorlage,
- Ermutigung aller zur offenen Diskussion mithilfe eines Moderators und Sachlichkeit sowie Respekt,

- Feedbackkultur – Teilnehmer beurteilen die M&M-Konferenzen,
- Vertraulichkeit – alles bleibt intern und
- Teamwork.

Die Leitung einer Einrichtung bestimmt einen „Kümmerer", der die M&M-Konferenzen für die Abteilung plant. Hierbei ist es wichtig, für Regelmäßigkeit zu sorgen und die Termine auf ein Jahr im Voraus einzuplanen. Der Teilnehmerkreis wird schriftlich mittels einer Agenda vorab informiert. Und besonders wichtig für die Akzeptanz ist es, dass eine M&M-Konferenz in der Arbeitszeit stattfindet.

6.1.3 Welche Themen eignen sich für eine M&M-Konferenz?

Nehmen Sie generell konkrete Fälle (Becker 2013, Rosefeld 2015, Bundesärztekammer 2016):

- Wählen Sie max. ein bis drei Fälle pro M&M-Konferenz aus.
- Nehmen Sie Fälle, wo man ein „schlechtes Bauchgefühl" hatte, wie
  - Komplikationen,
  - schwerwiegende Beinahefälle,
  - vermeidbare Planungs- und Ausführungsfehler.
- Es kann auch ein Thema anhand mehrerer Fälle besprochen werden, da es häufig aufgetreten ist. Als mögliche Quellen dazu können Registerdaten, Austrian Inpatient Quality Indicators (A-IQI), Initiative Qualitätsmedizin-Kennzahlen (IQM) oder CIRS-Berichte dienen.
- Es können auch Todesfälle herangezogen werden (Review aller Todesfälle seit letzter M&M-Konferenz, alle Fälle mit schwerer Morbidität, ähnliche Fälle).
- Es dürfen keine Fälle vorgestellt werden, in die Assistenzärzte involviert waren. Es sollen Fälle von erfahrenen Ärzten herangezogen werden, damit auch die weniger erfahrenen Ärzte lernen können.

6.1.4 Fallvorbereitung

Die Vorbereitung eines oder mehrerer Fälle hat gewissenhaft zu erfolgen. Nur so ist es möglich, eine erfolgreiche M&M-Konferenz zu gewährleisten (Gordon, 2002, Bundesärztekammer 2016, Stiftung Patientensicherheit Schweiz 2019):

- gründliche Vorbereitung inkl. aller relevanten Bilder, Filme oder Befunde,
- Bilder, Filme oder Befunde vorab mit einem Fachexperten besprechen,

- Das **SBARR**-Tool kann bei der Vorbereitung hilfreich sein:
  - **S**ituation: Beschreibung des Problems (Geschlecht, Alter, Aufnahme- und Behandlungsdiagnose, Beschreibung der unerwünschten Ereignisse),
  - **B**ackground: Darstellung relevanter Ereignisse (Patientengeschichte, Indikation, Laborwerte, Bildgebung, Behandlungsverlauf, Erkennen der Komplikationen, Management der Komplikationen),
  - **A**ssessment & Analysis: angemessene Analyse der Behandlung,
  - **R**eview of Literature: Darstellung des Literaturhintergrunds,
  - **R**ecommendations: abgeleitete Empfehlungen/Maßnahmen.
- Ein im Behandlungsverlauf involvierter Arzt stellt den Fall vor:

Alternativ: Mehrere Ärzte stellen vor.

6.1.5 Was gilt es bei einer M&M-Konferenz zu bedenken?

Wichtige **Eckpunkte** für eine erfolgreiche M&M-Konferenz sind (Bundesärztekammer 2016):

- Eine stringente Abhaltung der M&M-Konferenz mit einer Dauer von 45 Minuten ist unbedingt notwendig und die Zeitvorgaben sind einzuhalten.
  - Die Ein- und Ausleitung einer M&M-Konferenz soll durch die Abteilungsleitung erfolgen (drei Minuten),
  - die Moderation übernimmt eine geschulte Person,
  - die Fallpräsentation soll ca. zehn Minuten beanspruchen, gefolgt von einer kurzen Zusammenfassung (zwei Minuten),
  - für die Diskussion soll ausreichend Zeit vorhanden sein (15 Minuten),
  - für die Ableitung von Verbesserungspotenzialen soll man sich ebenfalls ausreichend Zeit nehmen (zehn Minuten),
  - um die Verbesserungspotenziale vorangegangener M&M-Konferenzen zu besprechen, soll ebenfalls genügend Zeit vorgesehen werden (vier Minuten) und
  - abschließend soll ein Feedback zur M&M-Konferenz gegeben werden, dies mit einem standardisierten Feedbackinstrument (eine Minute).
- Nach der M&M-Konferenz wird von einem Protokollverantwortlichen eine Zusammenfassung mit den Maßnahmen erstellt und an die Teilnehmer verteilt. Es empfiehlt sich, eine Datenbank zu etablieren, in der zu jeder M&M-Konferenz eine Protokollierung der offenen Maßnahmen, die Verantwortlichkeit wie auch deren Umsetzung dokumentiert werden.

6.1.6 Nachhaltigkeit

Folgende Punkte sollen in einem Protokoll zumindest enthalten sein und allen M&M-Konferenz-Teilnehmern, auch den Abwesenden, zeitnah zugestellt werden (Bundesärztekammer 2016):

- Datum der M&M-Konferenz
- Titel der M&M-Konferenz
- Kurze Fallbeschreibung, sodass auch nicht anwesende Kollegen den Fall und die Verbesserungspotenziale nachvollziehen können
- Was war das identifizierte Problem bei dem präsentierten Fall?
- Was kann man daraus lernen?
- Angabe der relevanten Literatur oder medizinisch relevanter Guidelines
- Festlegungen von Verbesserungspotenzialen:
    - Angabe der geplante(n) Maßnahme(n).
    - Wer ist verantwortlich für die Umsetzung?
    - Bis wann ist die Umsetzung der Maßnahme(n) vorgesehen?
- Angabe, wer das Protokoll verfasst und freigegeben hat,
- Angabe zum Datum der Erstellung und Versionsnummer.

Um ein Feedback der Teilnehmer einer M&M-Konferenz einzuholen, gibt es zahlreiche Instrumente. Exemplarisch sind hier zwei Fragebögen angeführt (Becker 2012, Becker 2013):

Instrument 1:

Nr	Die heutige M&M-Konferenz ...	Voll	Großteils	Teilweise	Gar nicht
1	hat ermöglicht, dass jeder offen reden konnte.	O	O	O	O
2	hat die Frage „Was ging schief?" beantwortet.	O	O	O	O
3	hat die Frage „Wie sind wir mit dem kritischen Ereignis umgegangen?" beantwortet.	O	O	O	O
4	hat die Frage „Was lernen wir daraus?" beantwortet.	O	O	O	O
5	hat die Frage „Wie können wir zukünftig bei einem ähnlichen Problem vorgehen?" beantwortet.	O	O	O	O
6	hat dazu beigetragen, dass ich mich bei zukünftigen Entscheidungen sicherer fühle.	O	O	O	O
7	hat dafür gesorgt, dass die Kernprobleme angesprochen wurden.	O	O	O	O
8	hat gefördert, dass wir respektvoll miteinander umgegangen sind.	O	O	O	O

Instrument 2:

Die heutige M&M-Konferenz ... (bitte ankreuzen)	Ablehnung				Zustimmung		
hat die Diskussion unerwünschter Ereignisse gefördert.	-3	-2	-1	0	+1	+2	+3
hat die Frage beantwortet: „Was ging schief?"	-3	-2	-1	0	+1	+2	+3
hat die Frage beantwortet: „Wie konnte es geschehen?"	-3	-2	-1	0	+1	+2	+3
hat die Frage beantwortet: „Was lernen wir daraus?"	-3	-2	-1	0	+1	+2	+3
hat die Frage beantwortet: „Wie können wir das zukünftig vermeiden?"	-3	-2	-1	0	+1	+2	+3
hat mein fachliches Verhalten und meine fachliche Entscheidungsfindung gefördert.	-3	-2	-1	0	+1	+2	+3
hat die Entwicklung einer Sicherheitskultur gefördert beziehungsweise diese weiterentwickelt.	-3	-2	-1	0	+1	+2	+3
hat meine Verantwortlichkeit für Patientensicherheit gefördert.	-3	-2	-1	0	+1	+2	+3
war wahrheitsgemäß, lückenlos und zu keinem Zeitpunkt herabsetzend.	-3	-2	-1	0	+1	+2	+3
hat ein Klima der Sicherheit für alle Teilnehmer geboten und war von gegenseitiger Wertschätzung geprägt.	-3	-2	-1	0	+1	+2	+3

Für die Abhaltung einer M&M-Konferenz empfiehlt sich das Ansuchen bei der jeweiligen Ärztekammer um Fortbildungspunkte. So kann die Teilnahme an einer solchen Konferenz einen zusätzlichen motivierenden Faktor für die Mitarbeiter mit sich bringen.

6.1.7 Checkliste für eine M&M-Konferenz

Vor der M&M-Konferenz zu beachten:

- Jährliche Planung der Termine der M&M-Konferenzen
- Festlegen des Moderators/Protokollführers vorab
- Festlegen des Präsentierenden
- Fallaufarbeitung mit beispielsweise SBARR-Methode mit den beteiligten Personen
- Offene Punkte aus den letzten Protokollen eruieren
- Agenda erstellen und rechtzeitig aussenden
- Liste zum Eintragen der Anwesenden für Diplomfortbildungspunkte
- Feedbackbögen vorbereiten

Während der M&M-Konferenz zu gewährleisten:

- Stringente M&M-Konferenz führen
- Ableitung von Verbesserungspotenzialen und Definition von Verantwortlichkeiten
- Follow-up der offenen Punkte aus vorherigen M&M-Konferenzen
- Feedback zur M&M-Konferenz
- Liste zum Eintragen der Anwesenden für Diplomfortbildungspunkte

Nach der M&M-Konferenz zu erledigen:

- Protokoll erstellen und an Teilnehmer aussenden
- Geplante Maßnahmen erfassen
- Umsetzung der Maßnahmen nachverfolgen
- Einbindung von Qualitäts- und Risikomanagement bei Unterstützung und Überprüfung von geplanten Maßnahmen

6.2 Patient Empowerment

Patient Empowerment, Patientenermächtigung oder Patientenbeteiligung, ist ein weitläufiger Begriff und umfasst im Wesentlichen die Einbindung von Patienten in den Behandlungsablauf. Die WHO definiert Empowerment als *„einen Prozess, durch den Menschen mehr Kontrolle über Entscheidungen und Maßnahmen erlangen, die sich auf ihre Gesundheit auswirken"* und sollte sowohl als individueller als auch als gemeinschaftlicher Prozess berücksichtigt werden (WHO 2009). Für das Empowerment sind folgende Voraussetzungen zu beachten:

- Verständnis der Rolle des Patienten als Patient
- Ausreichend Kenntnis und Wissen des Patienten, um mit dem Experten im Gesundheitswesen in Kontakt treten zu können
- Patientenfähigkeiten
- Vorhandensein einer unterstützenden Umgebung (beispielsweise Informationsbroschüren)

Aus diesen vier Komponenten ergibt sich ein Prozess, in dem Patienten ihre Rolle verstehen und von ihrem Gesundheitsdienstleister das Wissen und die Fähigkeiten zur Mitwirkung erhalten (WHO 2009). Patient Empowerment hat stets das Ziel, die Stellung des Patienten durch Information, Mitwirkung und Mitentscheidung zu verbessern. Bei der Implementierung in die Praxis gibt es jedoch sehr oft auf beiden Seiten Probleme, sowohl auf Seite des Patienten als auch beim Gesundheitsdiensteanbieter (Reichardt 2013). In der Patientenversorgung sind der Patient bzw. auch seine Angehörigen die Schlüsselfiguren. Der Patient wird in die Lage versetzt, selbst mehr in den Heilungsprozess einzugreifen und damit auch Verantwortung zu übernehmen. Entscheidende und beeinflussende Faktoren beim Patient Empowerment sind das sozioökonomische Umfeld und der Bildungsgrad des Patienten.

Faktoren, die von Seiten des Patienten auch ein Empowerment beeinflussen, sind beispielsweise die Akzeptanz der neuen Patientenrolle, der Ausbildungsgrad oder das medizinische Grundverständnis, um mit seiner Erkrankung und der notwendigen Entscheidung umzugehen (Reichardt 2013). Um aber einen Patienten zu „empowern", bedarf es der Unterstützung durch Gesundheitsexperten (Arzt, Pflege u. v. m.), die den Patienten in die Lage versetzen, „selbst" das Ruder in die Hand zu nehmen. Es kann vorkommen, dass man mit Gegenargumenten zum Thema Empowerment konfrontiert wird. Diese können sein, dass ein Arzt weiterhin die Kontrolle behalten möchte, es aus seiner Sicht zu zeitintensiv wäre, einen Patienten ausführlich aufzuklären, wie auch persönliche Ansichten und noch viele weitere Gründe.

Wo kann beispielsweise ein Patient in einem Krankenhaussetting gut mitwirken:

- **Patientenidentifikation**
  - Vor Durchführung einer Untersuchung oder Einleitung einer Therapie das Personal nochmals ersuchen, zu prüfen, ob die geplante Tätigkeit auch so vorgesehen ist
  - Vor Einnahme von Medikamenten prüfen, ob das wohl auch seine Medikamente sind bzw. ob auf dem Dispenser oder der Etikette bei Infusionen sein Name steht
  - Vor Einnahme des Essens, ob auch sein Name auf dem Essenskärtchen steht (Unverträglichkeiten)
- **Händehygiene**
  - Der Patient wird aufgeklärt, dass auch er sich regelmäßig die Hände desinfizieren soll.
  - Er soll auch seine Angehörigen und Besucher auf die Händehygiene hinweisen.
  - Falls das Personal die Händehygiene vernachlässigt, soll er es auffordern, eine solche durchzuführen.
- **Operation**
  - Bei einer geplanten Operation darauf achten, dass die OP-Markierung an der richtigen Seite vorgenommen wurde.
  - Sollte die OP-Markierung beispielsweise beim Duschen abgehen, nach einer neuerlichen Markierung verlangen
- Sturzprävention

  Der Patient soll den Anleitungen zur Sturzprävention Folge leisten (festes Schuhwerk, Klingel in der Nacht nutzen, anstatt im Dunkeln aufzustehen, etc.).
- **Einhaltung der Therapievorschläge.**

Ein Gesundheitsdiensteanbieter sollte nicht nur seine Patienten empowern, um aktiv an der Therapie mitzuwirken, sondern er sollte ihnen auch die Möglichkeit geben, ausführlich Fragen zu stellen. Patienten sind vor allem bei der Diagnosestellung besonders emotional belastet und stellen in diesem Moment nicht die notwendigen Fragen. Eine einfache Maßnahme, die in jeder Gesundheitseinrichtung leicht zu etablieren ist, ist die sogenannte „ASK me 3"-Kampagne. Patienten werden durch die Gesundheitseinrichtung bestärkt, die wesentlichen drei Fragen zu ihrem Gesundheitsproblem an den Arzt zu stellen:

1. Was ist mein wichtigstes Gesundheitsproblem?
2. Was kann ich dagegen tun?
3. Warum soll ich das tun und warum ist das wichtig?

Die Patienten werden mit Hilfe von Postern oder Broschüren über die „ASK me 3"-Kampagne informiert. Es können beispielsweise Broschüren mit den drei Fragen und ausreichend Platz zum Mitprotokollieren für den Patienten aufgelegt werden. „ASK me 3" wurde vom Institute for Healthcare Improvement (IHI) entwickelt und geschützt (IHI 2020).

6.3 Methoden zur Überprüfung der Patientensicherheit

6.3.1 Audit

Ein Audit ist ein Werkzeug bzw. ein Prozess, um kurz-, mittel- und langfristig eine Qualitätsverbesserung zu erzielen. Ein Audit im patientennahen Bereich zielt darauf ab, die Patientenversorgung (Struktur-, Prozess- und Ergebnisqualität) durch systematische Überprüfung der Versorgung anhand geeigneter Kriterien zu überprüfen sowie die Umsetzung von Veränderungen oder Verbesserungenbei Bedarf einzuleiten.

Ein Audit dient der Sicherstellung, dass das, was Sie tun sollen, auch getan wird! Wenn nicht, bietet es einen Rahmen, um Verbesserungen zu ermöglichen.

Bei einem Audit werden Struktur-, Prozess- und Ergebniskriterien ausgewählt und systematisch anhand definierter Vorgaben bewertet. Unterstützende Prozesse wie beispielsweise Logistik, Ver- oder Entsorgung, Notfallmanagement werden je nach gewähltem Auditthema mitbetrachtet. Ein Audit und sein Ergebnis werden für das Einleiten von Verbesserungen verwendet. Werden Verbesserungspotenziale eruiert und in weiterer Folge implementiert, werden auch diese bei einem Folgeaudit hinsichtlich Wirksamkeit überprüft.

Somit stellt jedes Audit eine Analyse der Qualität der Versorgung dar. Die kritische Auseinandersetzung verfolgt den Zweck, zu prüfen, ob das aktuell betrachtete Leistungsspektrum den bestehenden Standards entspricht. Auf diese Weise erfahren die Leistungserbringer im Gesundheitswesen, ob das angebotene Leistungsspektrum gut funktioniert bzw. an welchen Stellen noch weitere Verbesserungen möglich sind. Oberstes Ziel eines Audits im Gesundheitswesen ist stets, die Qualität der Patientenversorgung zu verbessern.

6.3.2 Rahmenbedingungen

Um ein Audit durchzuführen, sind zahlreiche Rahmenbedingungen zu berücksichtigen. So bedarf es eines abgrenzbaren, definierten und dokumentierten Prozesses bzw. Vorgaben wie Richtlinien, Guidelines oder Verfahren, Empfehlungen etc., die es ermöglichen, anhand von Nachweisen die Umsetzung oder deren Einhaltung zu beurteilen (Prüfkriterien). Vor einem Audit ist das Ziel des Audits zu definieren und der Auditablauf rechtzeitig mitzuteilen. Dies geschieht durch einen sogenannten Auditplan (siehe auch ISO 9001). Eine Jahres- oder mehrjährige Planung erfolgt durch ein sogenanntes Auditprogramm (siehe auch ISO 9001). Im Rahmen der Überprüfung von Prüfkriterien werden relevante Nachweise wie Aufzeichnungen (ausgefüllte Checklisten, Fieberkurven etc.) eingesehen. Hierbei ist besonders auf eine objektive Beurteilung zu achten. Ein Auditor muss besondere Kenntnisse, Kompetenzen und Eigenschaften vorweisen, um ein Audit durchführen zu können:

- Ethische Aspekte: Vertrauen, Integrität, Vertraulichkeit und Diskretion sind von wesentlicher Bedeutung.
- Faire Präsentation: Ergebnisse sowie Schlussfolgerungen und Auditberichte entsprechen wahrheitsgemäß den Auditaktivitäten. Während der Prüfung festgestellte Mängel und nicht gelöste abweichende Meinungen werden respektvoll und objektiv protokolliert.
- Sorgfältige professionelle Vorbereitung mit der erforderlichen Kompetenz, um das jeweilige Thema prüfen zu können.
- Unabhängigkeit als Grundlage für die Unparteilichkeit des Audits.

Die zu auditierende Stelle ist über ein Audit rechtzeitig zu informieren. Der Auditplan soll den Umfang so beschreiben, dass die auditierte Stelle sich entsprechend vorbereiten kann (Prüfungsumfang, Prüfungsgrenze). Ein Audit wird durch eine kurze präzise Vorstellung des Auditors und seines Auditplans bzw. Vorgehens eröffnet. So erfahren alle Teilnehmer, wo und wie die Überprüfung vonstatten gehen wird bzw. wer wann anwesend sein soll. Im Rahmen des Audits können Stichproben eingesehen werden, um getätigte Aussagen und Beschreibungen zu überprüfen. Ein Auditor kann auch Prozesse vor Ort beobachten und diese mit Vorgabedokumenten hinsichtlich der Einhaltung vergleichen. Durch Interviews von Experten kann ein Auditor seinen gewonnenen Eindruck weiter hinterfragen. Sind beispielsweise Befragungsergebnisse von Patienten oder Mitarbeitern zu einem gewissen Thema aktuell vorhanden (Speak up, klassische Befragungen zur Zufriedenheit, Sicherheitsklima etc.), kann sich der Auditor einen 360-Grad-Überblick verschaffen. Ein Audit endet mit einer Zusammenfassung der Prüfungsaktivitäten und bietet den Teilnehmern die Möglichkeit, etwaige Klarstellungen zu tätigen, sofern der Auditor etwas anders verstanden oder interpretiert haben sollte. Der Auditor erklärt im Abschlussgespräch alle wesentlichen Auditfindings. Anschließend ist zeitnah durch den Auditor ein Bericht vorzubereiten, der die besprochenen Auditfindings beinhaltet und je nach Schweregrad eine Frist zur Umsetzung/Behebung angibt. Der Bericht wird an die Beteiligten verschickt. Bei schwerwiegenden Mängeln wird in der Regel ein sogenanntes Follow-up-Audit terminisiert. Der auditierten Stelle ist zu empfehlen, dass jeder Auditbericht auch an das obere Management verteilt wird. Bei festgestellten Mängeln oder Verbesserungspotenzialen hat sich die auditierte Stelle entsprechende Maßnahmen zu überlegen und die Umsetzung mit Verantwortlichen und einer Frist zu versehen.

6.3.3 Audit – aber wie?

Audits können auf unterschiedliche Arten stattfinden. Sie werden auch nicht immer als Audit bezeichnet. So gibt es viele Synonyme, hinter denen sich eine klassische Überprüfung verbirgt, wie beispielsweise:

- Compliance-Beobachtung
- Vor-Ort-Begehungen
- Gemba-Walk
- Stationsrundgang
- Interviews
- Dokumentenprüfung
- Peer-Review-Verfahren

Audits können durch den Auditor direkt vor Ort durchgeführt werden oder aber auch durch eine Dokumentenprüfung in dislozierter Weise. Die Art, wie ein Audit durchgeführt wird, bestimmt letztlich, was man wie sinnvollerweise der jeweiligen Situation angepasst prüfen kann. Beispielsweise fanden während der Corona-Pandemie beinahe alle Audits als sogenannte Remote-Audits statt, d. h., der Auditor war nicht vor Ort. In solchen Fällen sind dem Auditor die relevanten Auditunterlagen rechtzeitig vor einem Audit zuzusenden, damit er sich entsprechend einarbeiten kann. In der Regel finden Audits langfristig geplant und vor Ort statt (On-Site-Audit). Es können aber auch sogenannte Ad-hoc-Audits durchgeführt werden. Diese Art der Audits kommt dann zum Tragen, wenn es in bestimmten Bereichen zu einer negativen Entwicklung gekommen ist und ein kritischer Punkt in einem Schlüsselprozess erreicht wurde, der eine unmittelbare Prüfung notwendig macht.

Praktische Tipps und Hilfestellungen	
Allgemein	<ul><li>Identifizieren Sie ein Thema, das geprüft werden soll.</li><li>Nehmen Sie Bereiche, in denen in der Praxis Probleme aufgetreten sind.</li><li>Die Auswahl eines Themas wird beeinflusst davon, ob es nationale oder internationale Standards und Richtlinien gibt, wo es schlüssige Beweise für eine effektive klinische Praxis gibt.</li><li>Betrachten Sie Bereiche mit hohem Volumen und/oder Risiko oder hohen Kosten, in denen Verbesserungen vorgenommen werden können.</li></ul>
Überprüfung	<ul><li>Die Art des Audits hängt vom jeweiligen Thema ab und kann entweder als On-site-Audit oder Remote-Audit durchgeführt werden.</li><li>Es kann auch eine Kombination aus beiden Auditarten vorgenommen werden.</li></ul>
Nachhaltigkeit	<ul><li>Identifizierte Verbesserungspotenziale mit den Beteiligten vor Ort besprechen und Maßnahmen definieren.</li><li>Definierte Maßnahmen umsetzen und einer wiederkehrenden Überprüfung unterziehen.</li></ul>

6.3.3.1 On-site-Audit – Beispiele

Audits vor Ort können mit unterschiedlichen Zielen versehen sein. So kann man beispielsweise einen bestimmten Behandlungsprozess im Rahmen eines Audits (Prozessaudit) oder den übergeordneten organisatorischen Rahmen (Systemaudit) betrachten. Es kann ein Audit jedoch auch auf nur einen bestimmten Teilaspekt eines kritischen Prozesses ausgerichtet sein. Die Wahl der passenden Auditvorgehensweise wird auch davon wesentlich beeinflusst, wie die zu auditierende Organisationseinheit generell mit Audits vertraut ist.

So finden beispielsweise an einem großen Tertiärkrankenhaus alle gängigen Arten von Audits statt:

- Systemaudits in den Bereichen
    - ISO 9001, ISO 31000
    - Krebszentrum
- Prozess- oder Produktaudits in den Themenfeldern
    - Medikationsprozess
    - Aufnahme-Entlassungsprozess
    - Umgang mit relevanten Allergien
    - Fieberkurvenführung
    - Schmerzmanagement
- Compliance-Beobachtungen zur
    - Händehygiene
    - OP-Checklisten-Verwendung
    - Überprüfung des Polytraumamanagements

Eine Methode, die allerdings nur in „reifen" Organisationen Anwendung finden sollte, sind beispielsweise unangekündigte Stichproben zu bestimmten Themen. Unangekündigte Stichproben können in Organisationen, die wenig Erfahrung mit Audits an sich oder im Umgang mit Auditergebnissen haben, zu Irritationen und sogar einem Vertrauensverlust führen. Sind Audits aber ein bereits gewohntes Überprüfungsinstrument, können unangekündigte Stichproben „unverfälschtere" Ergebnisse bringen und den überprüften Prozessschritt noch nachhaltiger verbessern helfen. Für unangekündigte Stichproben eignen sich zahlreiche Themen, wie beispielsweise

- Verwendung der OP-Checkliste vor Ort,
- Dokumentation von relevanten Allergien,
- Fieberkurvenführung,
- Medikationsprozess.

Wie für andere Audits gilt auch hier, dass man sich im Vorfeld überlegen muss, was man wie prüfen kann. Es empfiehlt sich, eine Auditcheckliste zu erstellen, die von allen beteiligten Auditoren gleich verstanden und in der gleichen Weise verwendet wird. Es ist essenziell, dass bei mehreren tätigen Auditoren die Ergebnisse vergleichbar sind und zu einem Gesamtergebnis zusammengeführt werden können. Diese „Kalibrierung" stellt im Bereich von Audits ein wichtiges Grundelement dar, wenn mehrere Auditoren einen Themenkomplex überprüfen. Es sollte darauf geachtet werden, dass Auditbeobachtungen auswertbar sind. Die Verwendung eines Ampelsystems eignet sich zur Ergebnisdarstellung. Es werden Grenzwerte definiert, die eine Beurteilung erlauben, ob ein Auditergebnis im „grünen", „gelben" oder „roten" Bereich liegt. Je nach Ergebnis sind dann entsprechende Maßnahmen abzuleiten, wie auch eine Kontrolle im Rahmen weiterer unangekündigter Stichproben, um auf erkennbare Verbesserungen zu überprüfen.

Bild 6.1 und Bild 6.2 zeigen Checklisten-Beispiele zur Durchführung von unangekündigten Stichproben zu unterschiedlichen Themenbereichen.

Beobachtungen stellen im Rahmen von Audits einen wesentlichen Bestandteil dar. Nimmt man beispielsweise ein Tumorboard, also ein multidisziplinäres Team bestehend aus mehreren Fachdisziplinen zur Besprechung der weiteren möglichen Vorgehensweise bei Tumorpatienten, kann angenommen werden, dass ein gut abgestimmtes Team bessere Ergebnisse liefert. Ein Tumorboard besteht aus Onkologen, Radiologen, Radioonkologen, Pathologen und den beteiligten chirurgischen Disziplinen. Im Allgemeinen hängt die Qualität der Entscheidungsfindung von der Qualität der präsentierten Informationen, der Qualität der Teamleistung, der Infrastruktur für Besprechungen einschließlich ihrer Organisation und Logistik ab (Lumenta 2019). Doch wie verhalten sich Tumorboardmitglieder während einer Tumorkonferenz? Gibt es adäquate Tools zur Beurteilung der Kommunikationsqualität und der anschließenden Findung für eine Therapieempfehlung?

MUSTER

| EvaSys | Checkliste- Warnhinweise Allergiearmband | Electric Paper |

LKH-Univ. Klinikum Graz
Auswertung erfolgt über Stabsstelle QM-RM

Landeskrankenhaus -
Universitätsklinikum Graz

Bitte so markieren: ☐ ■ ☐ ☐ ☐ Bitte verwenden Sie einen Kugelschreiber oder nicht zu starken Filzstift. Dieser Fragebogen wird maschinell erfasst.
Korrektur: ☐ ■ ☐ ■ ☐ Bitte beachten Sie im Interesse einer optimalen Datenerfassung die links gegebenen Hinweise beim Ausfüllen.

1. Allgemeine Angaben

1.1 Datum der Begehung

____/____/20____

1.2 Fallnummer

02/20_____

1.3 Univ. Klinik für...

1.4 Klinische Abteilung für...

1.5 Station

2. Allergien

2.1 Ist ein Feld für Allergien auf der Fieberkurve vorgesehen?   ☐ ja   ☐ nein   ☐ nicht beurteilbar

2.2 Sind lebensbedrohende Allergien auf der Fieberkurve dokumentiert?   ☐ ja   ☐ nein   ☐ nicht beurteilbar
2.3 Wie viel lebensbedrohende Allergien sind auf der Fieberkurve dokumentiert?   ☐ 1 ☐ 2 ☐ 3 ☐ 4 ☐ 5 ☐ >5

2.4 Sind sonstige Allergien auf der Fieberkurve dokumentiert?   ☐ ja   ☐ nein   ☐ nicht beurteilbar
2.5 Wie viel sonstige Allergien sind auf der Fieberkurve dokumentiert?   ☐ 1 ☐ 2 ☐ 3 ☐ 4 ☐ 5 ☐ >5

2.6 Sind lebensbedrohende Allergien als Warnhinweise in openMedocs dokumentiert?   ☐ ja   ☐ nein   ☐ nicht beurteilbar
2.7 Wie viele lebensbedrohende Allergien sind als Warnhinweise in openMedocs dokumentiert?   ☐ 1 ☐ 2 ☐ 3 ☐ 4 ☐ 5 ☐ >5

2.8 Sind sonstige Allergien als Warnhinweise in openMedocs dokumentiert?   ☐ ja   ☐ nein   ☐ nicht beurteilbar
2.9 Wie viele sonstige Allergien sind als Warnhinweise in openMedocs dokumentiert?   ☐ 1 ☐ 2 ☐ 3 ☐ 4 ☐ 5 ☐ >5

F2646U0P1PL0V0   12.03.2019, Seite 1/2

MUSTER

Bild 6.1 Überprüfung der korrekten Dokumentation von Allergien

MUSTER

EvaSys	Checkliste- Warnhinweise Allergiearmband	Electric Paper

2. Allergien [Fortsetzung]

2.10	Sind Reaktionen der Allergien in openMedocs dokumentiert?	☐ ja	☐ nein	☐ nicht beurteilbar
2.11	Ist ein Allergiearmband bei Allergien angebracht?	☐ ja	☐ nein	☐ nicht beurteilbar
2.12	Kommentar zu Punkt 2.11:			
2.13	Weitere Kommentare:			

3. Implantate

3.1	Sind Implantate als Warnhinweise in openMedocs dokumentiert?	☐ ja	☐ nein	☐ nicht zutreffend
3.2	Sind entsprechende ICD 10 dokumentiert?	☐ ja	☐ nein	☐ nicht zutreffend
3.3	Sind entsprechende MEL dokumentiert?	☐ ja	☐ nein	☐ nicht zutreffend
3.4	Kommentare:			

4. Infektiologische Risiken

4.1	Sind infektiologische Risiken als Warnhinweise in openMedocs dokumentiert?	☐ ja	☐ nein	☐ nicht zutreffend
4.2	Sind entsprechende ICD 10 dokumentiert?	☐ ja	☐ nein	☐ nicht zutreffend
4.3	Sind entsprechende MEL dokumentiert?	☐ ja	☐ nein	☐ nicht zutreffend
4.4	Kommentare:			

F2646U0P2PL0V0 12.03.2019, Seite 2/2

MUSTER

Bild 6.1 *(Fortsetzung)*

6 Erhöhung der Patientensicherheit

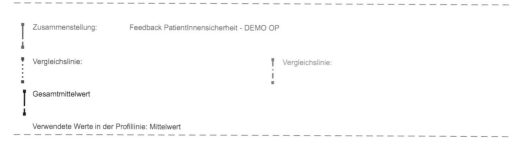

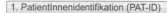

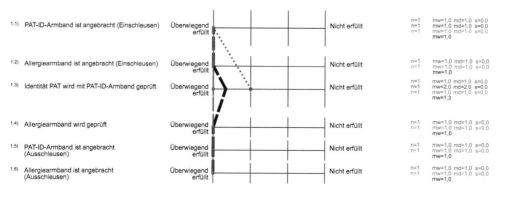

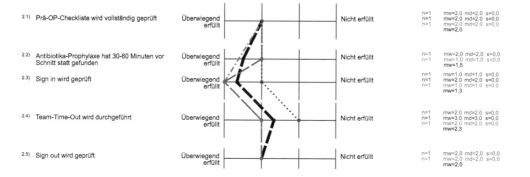

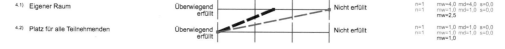

Bild 6.2 Überprüfung des OP-Prozesses

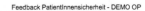

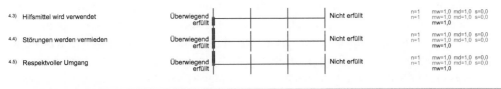

5. Besprechung OP-Programm Interdisziplinär

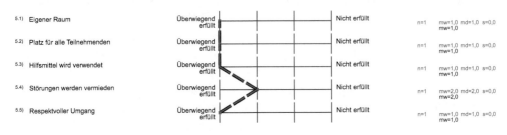

(*) Hinweis: Wenn die Anzahl der Antworten auf eine Frage zu gering ist, wird für die Frage keine Auswertung angezeigt.

Bild 6.2 *(Fortsetzung)*

In einer Studie wurde ein Beurteilungsinstrument aus Großbritannien adaptiert und in vier Tumorboards getestet. Ein ärztlicher Mitarbeiter, ein Mitarbeiter aus dem Qualitäts- und Risikomanagement sowie ein Student beurteilten zeitgleich die Qualität von Tumorboards. Es zeigte sich, dass man mit einer Beurteilungscheckliste die Gesprächsqualität beurteilen kann. Die unterschiedlichen Beobachter fokussierten während der Beobachtung auf unterschiedliche Punkte, der Arzt beurteilte eher die Entscheidungsfindung, der Student und der Mitarbeiter aus dem Qualitäts- und Risikomanagement fokussierten eher auf Softskills, wie Gesprächsführung, Ausführlichkeit der Vorstellung der Patienten oder Unterbrechungen/Störungen während der Sitzung. Diese Ergebnisse verdeutlichen auch, dass man sich im Zuge von Audits, wie auch immer diese stattfinden, im Vorfeld überlegen muss, aus welchen Blickwinkeln eine Situation oder ein Prozess beurteilt werden soll. Je nach Ausbildung, Vorkenntnissen und Vorlieben liegt ein anderes Verhaltensmuster eines Auditors vor, das auch einen Einfluss auf das Ergebnis haben kann. Daher ist die vorher angesprochene Kalibrierung der Auditoren im Vorfeld wichtig.

Audits stellen einen komplexen Prozess dar und erfordern die Berücksichtigung vieler Aspekte, wenn man in der Durchführung erfolgreich sein möchte.

6.3.3.2 Remote-Audit – Beispiele

Remote-Audits können vor allem dann leicht durchgeführt werden, wenn wesentliche Informationen aus einer bestehenden Dokumentation gewonnen werden können. Diese Form des Audits bedarf aber auch oft eines intensiveren Informationsmanagements mit der jeweils zu auditierenden Organisationseinheit.

Remote-Audits finden aber auch zunehmend Anwendung in Zeiten, wo Auditoren aus diversen Gründen nicht vor Ort sein können, wie beispielsweise während der Corona-Pandemie. Remote-Audits eignen sich in gewissen Situationen besonders: Nimmt man beispielsweise handschriftlich geführte Fieberkurven als ein potenzielles Auditthema, so werden schon viele Auditoren damit konfrontiert gewesen sein, dass man beispielsweise einem Arzt gesagt hat, dass seine handschriftlich geführte Medikamentenanordnung unleserlich und unvollständig sei. In der Regel hört man dann Aussagen wie

- *„ich kann nicht schöner schreiben",*
- *„es ist alles klar dokumentiert, die Pflege kann meine Handschrift lesen",*
- *„die verwendeten Abkürzungen sind selbsterklärend",*
- und noch vieles mehr.

In solchen Situationen ist man als Auditor oft machtlos und bewirkt keine Verhaltensänderung wie auch keine Verbesserung in der Dokumentation. Daher wurde in einem Krankenhaus eine neue Methode der Selbst- und Fremdbewertung als

Feedbacksystem zur Bewertung der Leserlichkeit und Fehlerhaftigkeit handschriftlicher Verordnungen auf Fieberkurven eingeführt. Ziel war es, fehlerhafte Verordnungen zu verringern und den zusätzlichen Arbeitsaufwand für das Pflegepersonal (Nachfragen bezüglich Medikament, Dosis, Intervall etc.) zu reduzieren. Das Risiko einer fehlerhaften/unleserlichen Anordnung stellt einen wichtigen Faktor dar, der die Patientensicherheit beeinträchtigen kann.

Bei der Selbst- und Fremdbewertung wurden Anordnungen auf Fieberkurven mit einer aus 15 Prüfpunkten bestehenden Checkliste bewertet. Die Kriterien für die Prüfpunkte basierten auf einer internen Richtlinie „Sicherheit bei Verordnung und Verabreichung bei Medikamenten". Für die Bewertung wählte das Pflegepersonal per Zufallsprinzip fünf Fieberkurven auf der jeweiligen Station aus. Die Selbstbewertung der Stichprobe erfolgte interdisziplinär durch eine Pflegeperson und einen Arzt, die Fremdbewertung derselben Stichprobe erfolgte durch zwei Mitarbeiter der Stabsstelle Qualitäts- und Risikomanagement. Nach einem Ampelsystem wurden die Bewertungsergebnisse mit „grün", „gelb" oder „rot" eingestuft.

Insgesamt wurden 580 Fieberkurven sowohl selbst- als auch fremdbewertet (290 in jedem der beiden Bewertungszeiträume). Von den 58 teilnehmenden Stationen waren 31 chirurgische und 27 konservative Stationen. Die Ergebnisse zeigten, dass es signifikante Verbesserungen für konservative Stationen gab. Die gewählte Methode der Selbstbewertung bezieht direkt diejenigen ein, die Anordnungsfehler begehen, und regt so das Lernen aus eigenen Fehlern an. Die Fremdbewertung durch unabhängige Dritte bietet Vergleichsmöglichkeiten und ermöglicht eine zielgerichtete Diskussion. Der Ansatz der Selbst- und Fremdbewertung wurde als ein nützliches Instrument beurteilt, um unzureichende Verschreibungen zu erkennen und Verbesserungen einzuleiten (Sendlhofer 2019).

In einer ähnlich gelagerten Thematik wurde in einem Remote-Ansatz die Qualität der Behandlung von Patienten mit Diabetes mellitus untersucht. Die Behandlung von Patienten mit Diabetes mellitus stellt eine große Herausforderung im Krankenhaus dar, da Komplikationen wie Hyper- oder Hypoglykämie zu unerwünschten Ereignissen führen können.

Da die Diabeteskurve die Hauptdokumentationsform der Diabetestherapie im Krankenhaus darstellt, hat ihre Struktur und Benutzerfreundlichkeit eine große Bedeutung für die Patientensicherheit. Sie ist für Therapieanordnung sowie Therapieanpassung, Dokumentation, Kommunikation, Interpretation sowie Insulinverordnung und Insulinverabreichung von unterschiedlichsten ärztlichen Fachdisziplinen und Pflege in Verwendung. Es wurden alle Abteilungen in einem Krankenhaus aufgefordert, ihre Diabeteskurve an die Qualitäts- und Risikomanagementabteilung zu senden. Gemäß internationalen Vorgaben (National Diabetes Inpatient Audit aus dem Jahr 2015, National Health Services in Wales und England) wurden sowohl die leeren Diabeteskurven wie auch die ausgefüllten Diabeteskurven beurteilt. Es zeigten sich Mängel in Struktur-, Prozess- und Ergebnisqualität (Kopanz 2018).

Zur Optimierung der Diabetesversorgung wurde dann eine neue Diabeteskurve entwickelt, um die historisch gewachsenen 20 Diabeteskurven mit unterschiedlichen Möglichkeiten der Dokumentation der Diabetestherapie abzulösen. Die Implementierung der neuen Diabeteskurve erfolgte durch ein interdisziplinäres Team. Zusätzlich gab es für die Pflegeteams der einzelnen Stationen die Möglichkeit, auch Fortbildungen zum Thema Diabetes mellitus zu nutzen.

Die neue Diabeteskurve dient nun allen Berufsgruppen als interdisziplinäre Kommunikationsplattform und stellt damit eine qualitätsvolle Versorgung der Patienten mit Diabetes mellitus dar.

6.4 Register und Datenbanken

Register oder zentrale Datenbanken zur Erfassung von medizinischen Interventionen sind ein geeignetes Werkzeug, um die Wirksamkeit oder Verträglichkeit von medizinischen Interventionen zu beurteilen. Register zeichnen sich dadurch aus, dass viele Organisationen regional oder überregional teilnehmen. Register werden vor allem bei Medikamenten (klinischen Studien), Medizinprodukten oder aber auch bei chirurgischen Behandlungstechniken genutzt, um mit den Ergebnissen die Grundlage und Weiterentwicklung einer evidenzbasierten Behandlung zu unterstützen. In der Regel sieht jede teilnehmende Organisation seine eigenen Daten im Vergleich zu der teilnehmenden Gesamtmenge. Dies ermöglicht es, dass man seine Ergebnisse mit anderen vergleichen kann und Verbesserungsmaßnahmen für die Zukunft treffen kann.

Im Bereich der Patientensicherheit gibt es im deutschsprachigen Raum beispielsweise einige Register oder Datenbanken:

- Hüft- und Knieregister,
- Traumaregister,
- Herzchirurgische Register,
- Herzschrittmacher-, ICD- und Loop-Recorder-Register,
- Stroke-Unit-Register,
- Nationales Referenzzentrum für Surveillance für nosokomiale Infektionen (Händedesinfektionsmittelverbrauch, Antibiotikaverbrauch etc.),
- Austrian Inpatient Quality Indicators (A-IQI), IQM – Initiative Qualitätsmedizin.

Register werden in weiterer Folge auch genutzt, um eine Organisation gezielt auditieren zu können. Im ärztlichen Kontext finden diese Überprüfungen als sogenannte „Peer-Review-Verfahren" statt, d. h., es kommen in der Regel Ärzte aus dem entsprechenden Fachgebiet, begutachten eine gewisse Anzahl an Krankengeschichten, um in einem abschließenden fachlichen Diskurs ihr Feedback zu geben. Besonders bekannt sind diese Peer-Review-Verfahren im Bereich vom A-IQI oder IQM.

Das Führen von Registern lohnt sich vor allem dann, wenn man auf eine hohe Datenqualität bei der Erfassung der zu dokumentierenden Daten in dem jeweiligen Register achtet. Ein Register oder eine Datenbank ist immer nur so aussagekräftig, wie genau die Daten eingegeben sind. Leider bieten noch nicht alle Register eine automatische Datenübernahme aus bestehenden Krankenhausinformationssystemen an, daher ist es umso wichtiger, dass vor Datenfreigabe eine entsprechende Plausibilisierung erfolgt.

6.5 Implementieren von Checklisten

6.5.1 Wie informiert man Patienten über einen möglichen Fehler

Checklisten sind kein Allheilmittel, aber sie helfen, gewisse Punkte in spezifischen Situationen nicht zu vergessen. Checklisten erfüllen aber nur dann ihren Zweck, wenn man sie auch richtig verwendet.

Wenn ein Verdacht auf einen Behandlungsfehler besteht, sind zwei Punkte essenziell:

- Information des Vorgesetzten und
- Information des Patienten bzw. seiner Angehörigen.

Dabei gilt es generell zu beachten, dass die Information über einen möglichen Behandlungsfehler zeitnah erfolgen sollte. Wird ein möglicher Verdacht erst einige Zeit später geäußert, besteht die Gefahr, dass ein mögliches „Vertuschen" der jeweiligen Person, dem Behandlungsteam oder der Gesundheitseinrichtung angelastet werden kann. Aber was ist dabei die ideale Vorgehensweise? Unter der Annahme, dass ein Behandlungsfehler vorliegt, sollte der betroffene bzw. involvierte Mitarbeiter seinem Vorgesetzten folgende Informationen geben:

- Welcher Fehler ist passiert?
- Gibt es einen Hinweis für ein Verschulden?
- Welcher Schaden könnte entstehen und wer war daran beteiligt?

Der Vorgesetzte übermittelt die gesammelten Informationen an die definierten weiteren internen Stellen, wie beispielsweise Rechtsabteilung und das Management.

Wichtig ist auch, dass man mögliche Beweismittel sicherstellt und unmittelbar nach dem möglichen Vorfall ein Gedächtnisprotokoll erstellt. Je nach Beurteilung möglicher Folgeschäden sind entsprechende weitere Maßnahmen einzuleiten, wie beispielsweise eine Sitzung mit allen Beteiligten und den entsprechenden internen Abteilungen wie Rechtsabteilung, Ärztliche Leitung und Pflegeleitung und bei Bedarf auch mit der Public-Relation-Abteilung, um Medien entsprechend proaktiv zu informieren.

Nach interner Klärung der Sachlage ist der betroffene Patient über den vermuteten Behandlungsfehler zu informieren. Der Patient bzw. seine Angehörigen sind in leicht verständlicher Sprache über die Fakten zu informieren, Vermutungen haben in so einem Gespräch keinen Platz. Auch sollten zu diesem Zeitpunkt keine Schuldzuweisungen oder Schuldeingeständnisse erfolgen, da die Faktenlage noch unklar ist. Bei zu erwartenden schwierigen Gesprächen aufgrund eines möglichen Behandlungsfehlers ist es auch ratsam, dass ein solches Gespräch im Beisein eines

Juristen stattfindet, um den Patienten auch über seine rechtlichen Möglichkeiten aufzuklären. Der Patient bzw. seine Angehörigen sind auch regelmäßig über neue Erkenntnisse zu informieren. Je offener und ehrlicher der Umgang mit dem Patienten bzw. seinen Angehörigen stattfindet, desto eher kann auch glaubhaft vermittelt werden, dass man stets um Transparenz als Gesundheitseinrichtung bemüht ist.

6.5.2 Weitere Checklisten

Der Verwendung von Checklisten sind keine Grenzen gesetzt, überall wo man der Meinung ist, dass sie einen Nutzen bringen, können sie auch genutzt werden. Dennoch sollte man sich stets im Vorfeld die Frage stellen, wie groß der Nutzen und wie hoch der Aufwand einer Checkliste ist.

Sinnvoll sind Checklisten vor allem dann, wenn Informationen zwischen Berufsgruppen und über die eigene Fachabteilung hinaus weitergegeben werden sollen. Je inter- und intradisziplinärer ein Informationsaustausch notwendig ist, desto ratsamer ist die Verwendung standardisierter Instrumente. Beispiele sind:

- Chirurgische OP-Checkliste,
- Checkliste für Polytraumapatienten,
- Checkliste für die Übergabe von Patienten an die nächste Dienstmannschaft oder an eine andere Abteilung,
- Entlassungscheckliste,
- Checkliste für die Vorgehensweise bei einem vermuteten Behandlungsfehler,
- Checkliste für seltene Behandlungsformen.

Die Verwendung einer Checkliste sollte in jedem Fall mit den jeweiligen Berufsgruppen geübt werden, damit die Checkliste auch den angedachten Nutzen entfalten kann. Auch ist eine Überprüfung der Verwendung in definierten Abständen empfehlenswert, da sich oft erst über eine gewisse Zeit mögliche Veränderungen diverser Prüfpunkte ergeben können.

6.6 Digitalisierung

Digitalisierung kann im Bereich der Patientensicherheit einen wesentlichen Beitrag liefern. Daten werden strukturiert erfasst, es entfallen handschriftliche Dokumentationen mit all den möglichen Fehlerquellen und automationsunterstützende Kontrollen verhindern fehlerhafte Erfassungen. Denkt man beispielsweise an eine elektronisch geführte Fieberkurve oder Krankengeschichte, werden verordnete Medikamente auf Wechselwirkungen geprüft, Doppelverordnungen können erkannt werden, Fehldosierungen oder bereits dokumentierte Allergien auf ein bestimmtes Medikament werden erkannt und eine mögliche fehlerhafte Anordnung kann dadurch verhindert werden.

Jegliche Form der Digitalisierung stellt einen wichtigen Beitrag zur Verringerung möglicher Fehlerquellen dar. Denkt man an das Führen von klinischen Registern, beobachtet man nur zu oft, dass bereits erfasste medizinische Daten aus dem Krankenhausinformationssystem wiederum händisch in ein anderes digital vorhandenes Instrument übertragen werden. Dabei kann es durch Unachtsamkeit zu Übertragungsfehlern kommen. Ergebnisse werden dadurch verfälscht, führen eventuell zu Fehlinterpretationen und falschen Rückschlüssen.

Weitere Möglichkeiten bestehen in der Nutzung von sogenannten Decision-Support-Systemen. Am Beispiel von Diabetespatienten wurde ein digitales Tool entwickelt (GlucoTab®), das dem behandelnden Arzt und der Pflege, die das Insulin verabreicht, einen entsprechenden Dosisvorschlag unterbreitet, dies aufgrund definierter Algorithmen. In klinischen Testungen stellte sich bei dem Decision-Support-System heraus, dass der Dosisvorschlag einen Patienten tendenziell besser behandelt, als wenn ein Arzt eine gewisse Dosis anordnet (Neubauer 2015).

In Krankenhausinformationssystemen sind unzählige Patientendaten über Jahrzehnte gespeichert. Diese Daten kann man sich auch zu Nutze machen. So entstand beispielsweise bei einem Krankenhausträgerein sogenanntes „Delir-Prognosetool", das mehr als 600 klinische Parameter berücksichtigt, um bei neu aufgenommenen Patienten eine Prognose zur Delirentwicklung abzugeben. Dieses System ist auch ein sogenanntes „Machine-learning-Tool", indem neu hinzukommende Daten im Krankenhausinformationssystem in zukünftige Prognosen mit eingeschlossen werden (Veeranki 2019).

Anhand dieser wenigen Beispiele wird ersichtlich, dass das Thema Digitalisierung eine stetig zunehmende Bedeutung im Gesundheitswesen bekommt. Durch den Zusammenschluss von Klinikern, Mitarbeitern im Qualitäts- und Risikomanagement und EDV-Experten kann viel Wissen und Know-how zusammengetragen werden, um risikobehaftete analoge Prozesse zu digitalisieren.

7 Fazit

Um eine Organisation weiterentwickeln zu können, muss an vielen Schrauben gedreht werden. Ein Teilaspekt davon betrifft den Themenkomplex Patientensicherheit und hierbei geht es auch nicht nur darum, eine Organisation mit ihren Mitarbeitern weiterzuentwickeln. Flankiert durch Rahmenbedingungen der Politik und Maßnahmen zur öffentlichen Bewusstseinsbildung, die für Veränderungen notwendig sind, können durch unterschiedliche Maßnahmen kurz-, mittel- und langfristige Erfolge im Bereich der Patientensicherheit erreicht werden.

Um die Patientensicherheit nachhaltig zu gestalten, benötigt man Durchhaltevermögen. Es betrifft eine Organisation, die den Rahmen vorgeben muss, es betrifft die Mitarbeiter, die Maßnahmen mittragen, es betrifft Patienten oder ihre Angehörigen, die bestmöglich in die Abläufe zu integrieren sind, und es betrifft Lehrende, die den Studierenden das notwendige Wissen in diesem Bereich vermitteln.

Durchleuchten Sie Ihre eigene Organisation, hinterfragen Sie Ihre Prozesse, Ihre Sicherheitsstufen, die Sie implementiert glauben, ob diese auch so funktionieren, wie Sie denken! Nicht alles, was man vorgibt, ist auch tatsächlich umgesetzt. Führen Sie Überprüfungsinstrumente ein, generieren Sie Kennzahlen, vergleichen Sie sich über die Jahre und entwickeln Sie sich so stetig weiter.

Nehmen Sie Rückschläge in Kauf, nicht alles funktioniert immer sofort. Sollten trotz Implementierung diverser Verbesserungsmaßnahmen Fehler auftreten, geben Sie nicht dem Mitarbeiter die Schuld, sondern hinterfragen Sie, wie es dazu kommen konnte. Suchen Sie gemeinsam mit Ihren Experten nach Lösungen und implementieren und überwachen Sie diese. Sie werden erkennen, wenn Sie hartnäckig an den Themen dranbleiben, stellen sich auch ein Erfolge ein. Betrachten Sie jeden Fehler als Chance und nicht als ein Versagen. Ermutigen Sie Ihre Mitarbeiter zur Zusammenarbeit wie auch Ihre Patienten oder deren Angehörige. Fehler werden auch weiterhin auftreten, doch durch eine umfassende systematische Herangehensweise werden Sie die Fehlerquote reduzieren.

Maßnahmen zur Erhöhung der Patientensicherheit können nicht verordnet werden, sie müssen verstanden und gelebt werden. Nur dann hat eine Organisation die Möglichkeit, sich nicht nur am Reißbrett, sondern auch in der Realität weiterzuentwickeln.

Patientensicherheit geht uns alle an!

Literatur und Links

Azim, Syed; Juergens, Craig; McLaws, Mary-Louise: *An average hand hygiene day for nurses and physicians: The burden is not equal.* American Journal of Infection Control, 44. Elsevier, Amsterdam 2016

Badke-Schaub, Petra; Hofinger, Gesine; Lauche, Kristina: *Human Factors. Psychologie sicheren Handelns in Risikobranchen.* Springer, Berlin 2012

Bass, Bernard: *Two Decades of Research and Development in Transformational Leadership.* European Association of Work and Organizational Psychology, Rotterdam 2010

Becker, Andreas: *Qualitätskriterien erfolgreicher Morbiditäts- und Mortalitätskonferenzen.* CLINOTEL-Journal, Köln 2013

Berenholz, Sean; Hartsell, Theresa; Pronovost, Peter: *Learning from defects to enhance morbidity and mortality conferences.* American Journal of Medical Quality. SAGE, Thousand Oaks 2009

Bergs, J.; Hellings, J.; Cleemput, I. et al.: *Systematic review and meta-analysis of the effect of the World Health Organization surgical safety checklist on postoperative complications.* BJS Society Ltd. Wiley, Hoboken 2014

Biffl, Walter; Gallagher, Annalee; Pieracci, Frederic et al.: *Suboptimal compliance with surgical safety checklists in Colorado: a prospective observational study reveals differences between surgical specialists.* Patient Safety in Surgery. Springer, Berlin 2015

Bliss, Lindsay Ann; Ross-Richardson, Cynthia; Sanzari, Laura et al.: *Thirty-day outcomes support implementation of a surgical safety checklist.* Elsevier, Amsterdam 2012

Bommersholdt ME, Krankenpfleger G.: *Wesentliche Erkenntnisse und Empfehlungen zu Melde- und Lernsystemen für Zwischenfälle auf dem Gebiet der Patientensicherheit in Europa.*

Boy, Oliver; Chop, Ines et al.: *Methodischer Leitfaden Morbiditäts- und Mortalitätskonferenzen (M & MK).* Bundesärztekammer, Berlin 2016

Brits, Hanneke; Botha, A.: *Illegible handwriting and other prescription errors on prescriptions at National District Hospital.* South African Family Practice. Taylor & Francis, Abingdon 2017

Eberlein-Gonska, Maria; Martin, Jörg; Zacher, Josef: *Handbuch IQM. Konsequent transparent – Qualität mit Routinedaten!* Wissenschaftliche Verlagsgesellschaft, Stuttgart 2017

Erasmus, Vicki; Daha, Thea; Brug, Hans et al.: *Systematic Review of Studies on Compliance with Hand Hygiene Guidelines in Hospital Care.* Infection Control & Hospital Epidemiology. University of Chicago, Chicago 2010

Falk, Alessandra: *„GO SAFE – Sichere Entlassung" – Eine qualitative Inhaltsanalyse von Fokusgruppen mit PatientInnen.* Medizinische Universität Graz, Graz 2018

Franklin, Bryony Dean; Reynolds, Matthew; Atef Shebl, Nada et al.: *Prescribing Errors in Hospital Inpatients: A Three-Centre Study of Their Prevalence, Types and Causes.* BMJ, London 2011

Fudickar, Axel; Hörle, Kim; Bein, Berthold: *The effect of the WHO Surgical Safety Checklist on complication rate and communication.* aerzteblatt.de, Köln 2012

Gawande, Atul; Thomas,Eric; Zinner, Michael et al.: *The incidence and nature of surgical adverse events in Colorado and Utah in 1992.* Surgery. Elsevier, Amsterdam 1999

Gnoni, Maria Grazia; Saleh, Joseph: *Near-miss management systems and observability-in-depth: Handling safety incidents and accident precursors in light of safety principles.* Safety Science. Elsevier, München 2017

Gordon, Leo: *Gordon's Guide to the surgical Morbidity and Mortality Conference: The delicate nature of learning from error.* Academic Medicine. AAMC, Washington 2002

Gronemeyer, Stefan; Zobel, Astrid: *Behandlungsfehler-Begutachtung der MDK-Gemeinschaft.* MDS/MDK Bayern, Essen/München 2018

Härkänen, Marja; Tiainen, Maijaterttu; Haatainen, Kaisa: *Wrong-patient Incidents During Medication Administrations.* Journal of Clinical Nursing. Wiley, Hoboken 2018

Haugen, Arvid; Softeland, Eirik; Almeland, Stian et al.: *Effect of the World Health Organization checklist on patients outcome: a stepped wedge cluster randomized controlled trial.* Annals of Surgery. Wolters Kluwer, Alphen aan den Rijn 2015

Haynes, Alex; Berry, William; Gawande, Atul: *What do we know about the safe surgery checklist now?* Annals of Surgery. Wolters Kluwer, Alphen aan den Rijn 2015

Hoffmann, Magdalena; Sendlhofer, Gerald; Pregartner, Gudrun: *Interventions to increase hand hygiene compliance in a tertiary university hospital over a period of 5 years: An iterative process of information, training and feedback.* Journal of Clinical Nursing. Wiley, Hoboken 2018

Kampf, Günter; Löffler, Harald; Gastmeier, Peter: *Hand hygiene for the prevention of nosocomial infections.* Deutsches Ärzteblatt International, Köln 2009

Kaufmann, Jost; Kuhlen, Rainer: *Risikoaufklärung: Typische Versäumnisse.* Deutsches Ärzteblatt, Köln 2004

Kopanz, Julia; Lichtenegger, Katharina; Sendlhofer, Gerald et al.: *Limited Documentation and Treatment Quality of Glycemic Inpatient Care in Relation to Structural Deficits of Heterogeneous Insulin Charts at a Large University Hospital.* Journal of Patient Safety. Wolters Kluwer, Alphen aan den Rijn 2018

Kreße, Bernhard; Dinser, Robert: *Anforderungen an Arztberichte – ein haftungsrechtlicher Ansatz. Medizinrecht.* Springer, Berlin 2010

Krueger, Richard; Casey, Marie Anne: *Focus groups. A practical guide for applied research*, 4. Auflage. SAGE, Thousand Oaks 2009

Langbein, Kurt: *Verschlusssache Medizin. Wie sie uns krank macht, wer davon profitiert und wie Sie das System überleben.* Ecowin, Salzburg 2009

Lumenta, David; Sendlhofer, Gerald; Pregartner, Gudrun et al.: *Quality of teamwork in multidisciplinary cancer team meetings: A feasibility study.* PLOS One. Public Library of Science, San Francisco 2019

Lyndon, Audrey; Sexton, Bryan; Simpson, Kathleen et al.: *Predictors of Likelihood of Speaking Up about Safety Concerns in Labour and Delivery.* BMJ Quality & Safety. BMJ, London 2013

Mahida, Nikunj: *Hand hygiene compliance: are we kidding ourselves?* The Journal of Hospital Infection. Elsevier, Amsterdam 2016

Makary, Martin; Daniel, Michael: *Medical error-the third leading cause of death in the US.* BMJ, London 2016

Manske, Ira: *Die Kooperation von Hausärzten und Betriebsärzten – Reflexionen, Erfahrungen, Defizite und Barrieren.* Eine qualitative Studie anhand von Fokusgruppeninterviews. Medizinische Fakultät der Eberhard Karls Universität zu Tübingen, Münster 2012

Mayer, Erik; Sevdalis, Nick; Rout, Shantanu et al.: *Surgical checklist implementation project: the impact of variable WHO checklist compliance on risk-adjusted clinical outcomes after national implementation: a longitudinal study.* Annals of Surgery. Wolters Kluwer, Alphen aan den Rijn 2015

Mayring, Philipp: *Einführung in die qualitative Sozialforschung, 6. Auflage.* Beltz, Weinheim und Basel 2016

Mayring, Philipp: *Qualitative Inhaltsanalyse.* Volume 1, No. 2, Art. 20. FQS, Berlin 2000

Meier, Stefanie: *Qualitative Inhaltsanalyse.* Fips – Forschen im Praxissemester, 2014

Metcalfe, Muzaffar, Coulson, C: *Litigation trends and costs in otorhinolaryngology.* The Journal of Laryngology & Otology, 2015

Moen, Ronald; Norman, Clifford: *Evolution of the PDCA Cycle – „The History of the PDCA Cycle."* In Proceedings of the 7th ANQ Congress, Tokyo 2009

Möller, Karl-Heinz; Makoski, Kyrill: *Der Arztbrief – Rechtliche Rahmen-Bedingungen.* KrV Kranken- und Pflegeversicherung, Rechtspraxis im Gesundheitswesen, https://www.krvdigital.de/KrV.05.2015.186

Morrow, Kelly; Gustavson, Allison; Jones, Jaqueline: *Speaking up behaviours (safety voices) of healthcare workers: A metasynthesis of qualitative research studies.* International Journal of Nursing Studies. Elsevier, Amsterdam 2016

Nembhard, Ingrid; Edmondson, Amy: *Making it safe: the effects of leader inclusiveness and professional status on psychological safety and improvement efforts in health care teams.* Journal of Organizational Organ Behavior. Wiley, Hoboken 2006

Neubauer, Katharina; Mader, Julia; Höll, Bernhard et al.: *Standardized glycemic management with a computerized workflow and decision support system for hospitalized patients with type 2 diabetes on different wards.* Diabetes Technology & Therapeutics. Mary Ann Liebert, New York 2015

Okuyama, Ayako; Wagner, Cordula; Bijnen, Bart: *Speaking up for patient safety by hospital-based health care professionals: a literature review.* BMC Health Serv Res. Springer Nature, Berlin 2014

Österreich im internationalen Vergleich – Ergebnisse aus dem Health Literacy Survey. Ludwig Boltzmann Institut, Wien 2012

Ott, Ella; Saathoff, Svenja; Graf, Karolin et al.: *The prevalence of nosocomial and community acquired infections in a university hospital: an observational study.* Deutsches Ärzteblatt International, Köln 2013

Pelikan, Jürgen; Röthlin, Florian; Ganahl, Kristin: *Gesundheitskompetenz (Health Literacy) im österreichischen Krankenbehandlungssystem – Erste Ergebnisse aus dem Health Literacy Survey Europe.* http://www.ongkg.at/fileadmin/user_upload/ONGKG_Konferenzen/16.Konferenz_2011/Proceedings/1.4_Pelikan.pdf Pereira, Eliana; Jorge, Miguel; Oliveira, Elias et al.: *Evaluation of the Multimodal Strategy for Improvement of Hand Hygiene as Proposed by the World Health Organization.* Nursing Care Quality. Wolters Kluwer, Alphen aan den Rijn 2017

Pflegeversicherung. Rechtspraxis im Gesundheitswesen. Erich Schmidt, Berlin 2015

Philippe, Gorphe: *Airway fire during tracheostomy.* European annals of otorhinolaryngology, head and neck diseases. Elsevier, Amsterdam 2014

Pittet, Didier; Simon, Anne; Hugonnet, Stéphan et al.: *Hand Hygiene among Physicians: Performance, Beliefs, and Perceptions.* Annals of Internal Medicine. ACP, Philadelphia

Premeaux, Sonya; Bedeian, Arthur: *Breaking the Silence: The Moderating Effects of Self-Monitoring in Predicting Speaking Up in the Workplace.* Journal of Management Studies. ACADEMIA, San Francisco 2003

Rall, Marcus; Oberfrank, S.: *„Human factors" und „crisis resource management".* Unfallchirurg, Springer, Berlin 2013

Ranter, Harro: *ASN News Preliminary ASN data show 2017 to be safest year in aviation history – ASN News.* Aviation Safety Network. Flight Safety Foundation, Alexandria 2017

Reason, James: *Understanding adverse events: human factors.* Quality in Health Care. BMJ, London 1995

Reichardt, Christiane; Gastmeier, Petra: *Patient Empowerment: Wie viel können Patienten zu einer verbesserten Compliance des Personals beitragen?* Krankenhaushygiene up2date 8. Thieme, Stuttgart 2013

Reis Tartaglia, Cláudia; Guerra Paiva, Sofia; Sousa, Paulo: *The patient safety culture: a systematic review by characteristics of Hospital Survey on Patient Safety Culture dimensions.* International Journal for Quality in Health Care. Oxford University, Oxford 2018

Richard, Aline; Pfeiffer, Yvonne; Schwappach, David: *Development and Psychometric Evaluation of the Speaking Up About Patient Safety Questionnaire.* Journal of Patient Safety. Wolters Kluwer, Alphen aan den Rijn 2017

Rosefeld, Joel: *Using the morbidity and mortality conference to teach and assess the ACGME general competence.* Current Surgery. Elsevier, Amsterdam 2005

Saeger, H.D.; Trede, M.; Schaupp, W.: *Fehler und Gefahren der laparoskopischen Cholezystektomie.* Springer, Berlin 1992

Schwappach, David; Sendlhofer, Gerald; Häsler, Lynn et al.: *Speaking up behaviors and safety climate in an Austrian university hospital.* International Journal for Quality in Health Care. Oxford Academic. Oxford University Press, Oxford 2018

Schwappach, David; Sendlhofer, Gerald; Häsler, Lynn: *Speaking up behaviors and safety climate in an Austrian university hospital.* International Journal for Quality in Health Care. Oxford University Press, Oxford 2018

Schwappach, David; Gehring, Katrin: *„Saying it without words": a qualitative study of oncology staff's experiences with speaking up about safety concerns.* BMJ Open. BMJ, London 2014

Schwarz, Christine Maria; Hoffmann, Magdalena; Schwarz, Petra et al.: *A systematic literature review and narrative synthesis on the risks of medical discharge letters for patients' safety.* BMC Health Services Research. BioMed Central. Springer, Berlin 2019

Seiden, Samuel; Barach, Paul: *Wrong-side/wrong-site, Wrong-Procedure, and Wrong-Patient Adverse Events: Are They Preventable?* JAMA Surgery. American Medical Association, Chicago 2006

Sendlhofer, Gerald; Brunner, Gernot; Tax, Christa et al.: *Systematic implementation of clinical risk management in a large university hospital: the impact of risk managers.* Wiener klinische Wochenschrift. Springer, Berlin 2015

Sendlhofer, Gerald; Eder, Harald; Leitgeb, Karina et al.: *Survey to identify depth of penetration of critical incident reporting systems in Austrian healthcare facilities.* INQUIRY: The Journal of Health Care Organization, Provision, and Financing. SAGE. Thousand Oaks 2018

Sendlhofer, Gerald; Krause, R.; Kober, B.: *Hand hygiene behavior in a tertiary university hospital: differences between surgical and nonsurgical departments.* Safety in Health. BMC. Springer, Berlin 2015

Sendlhofer, Gerald; Leitgeb, Karina; Kober, Brigitte et al.: *Neue Wege zur Evaluierung von patientensicherheitsrelevanten Aspekten: Feedback-Patientensicherheit.* Zeitschrift für Evidenz, Fortbildung und Qualität im Gesundheitswesen. Elsevier, Amsterdam 2016

Sendlhofer, Gerald; Lumenta, David; Leitgeb, Karina et al.: *The Gap between Individual Perception and Compliance: A Qualitative Follow-Up Study of the Surgical Safety Checklist Application.* PLOS One. Public Library of Science, San Francisco 2016

Sendlhofer, Gerald; Lumenta, David; Pregartner, Gudrun et. al.: *Reality check of using the surgical safety checklist: A qualitative study to observe application errors during snapshot audits.* PLOS One. Public Library of Science, San Francisco 2018

Sendlhofer, Gerald; Pregartner, Gudrun; Gombotz, Veronika et al.: *A new approach of assessing patient safety aspects in routine practice using the example of "doctors handwritten prescriptions".* Journal of Clinical Nursing. Wiley, Hoboken 2019

Sendlhofer, Gerald; Schaffer, Peter: *A tri-national view on patient safety from Austria, Germany and Switzerland – are there any achievements up to now?* Zeitschrift für Evidenz, Fortbildung und Qualität im Gesundheitswesen. Elsevier, Amsterdam 2016

Sendlhofer, Gerald; Wölfler, Christian; Pregartner, Gudrun: *Patient safety culture within a university hospital: feasibility trial.* Safety in Health. BMC. Springer, Berlin 2015

Sendlhofer, Gerald; Mosbacher, Nina; Leitgeb, Karina et al.: *Implementation of a Surgical Safety Checklist: Interventions to Optimize the Process and Hints to Increase Compliance.* PLOS One. Public Library of Science, San Francisco 2015

Sheikh, Dilnasheen; Mateti, Uday Venkat; Kabekkodu, Shamaprakash: *Assessment of medication errors and adherence to WHO prescription writing guidelines in a tertiary care hopsital.* Future Journal of Pharmaceutical sciences. Elsevier, Amsterdam 2017

Sickbert-Bennett, Emily; DiBiase, Lauren; Willis, Tina: *Reduction of Healthcare-Associated Infections by Exceeding High Compliance with Hand Hygiene Practices.* Emerging Infectious Diseases, www.cdc.gov/eid, Vol 22(9), 2016

Smolle, Christian; Sendlhofer, Gerald; Cambiaso-Daniel, Janos et al.: *Official definitions for undesirable medical events.* Wiener klinische Wochenschrift. Springer, Berlin 2018

Smolle, Christian; Sendlhofer, Gerald; Sandner-Kiesling, Andreas et al.: *Implementation and maintenance of a pain management quality assurance program at intensive care units: 360 degree feedback of physicians, nurses and patients.* PLOS One. Public Library of Science, San Francisco 2018

Stahel, Philip; Sabel, Allison; Victoroff, Michael et al.: *Wrong-site and wrong-patient procedures in the universal protocol era: analysis of a prospective database of physician self-reported occurrences.* JAMA Surgery. American Medical Association, Chicago 2010

Tang, Reuben; Ranmuthugala, Geetha; Cunningham, France: *Surgical safety checklists: a review.* ANZ Journal of Surgery. Wiley, Hoboken 2013

Tartari, Ermira; Pires, Daniela; Bellissimo-Rodrigues, Fernando: *The global hand-sanitizing relay: promoting hand hygiene through innovation.* Journal of Hospital Infection, 2017

Trewendt, C; Sanguino-Heinrich, A; Schadewitz, R, Thomeczek C: *Kommunikationsfehler als Ursache von CIRS-Ereignissen: eine Analyse von CIRS-Berichten aus CIRSmedical.de.* APS-Jahrestagung. Äzq, Berlin 2017

Urbach, David; Govindarajan, Anand; Saskin, Refik; *Introduction of Surgical Safety Checklists in Ontario, Canada.* The New England Journal of Medicine. Massachusetts Medical Society, Waltham 2014

Van Klei, Wilton; Hoff, Reiner; van Aarnheim, E.E.H.L. et al.: *Effects of the introduction of the WHO „Surgical Safety Checklist" on in-hospital mortality.* Annals of Surgery. Wolters Kluwer, Alphen aan den Rijn 2011

Van Vegten, Amanda; Pfeiffer, Yvonne; Giuliani, Francesca: *Patientensicherheitsklima im Spital: Erfahrungen mit der Planung, Organisation und Durchführung einer Mitarbeitervollbefragung.* Zeitschrift für Evidenz, Fortbildung und Qualität im Gesundheitswesen. Elsevier, Amsterdam 2011

Van Walraven C.; Weinberg A *Quality assessment of a discharge summary system.* CMAJ. Canadian Medical Association, Ottawa 1995

Veeranki , sai Pavan Kumar; Hayn, Dieter; Jauk, Stefanie et. al.: *An Improvised Classification Model for Predicting Delirium.* Studies in health technology and informatics. 2019

Vincent, Charles; Taylor-Adams, Sally; Stanhope, Nicola: *Framework for analysing risk and safety in clinical medicine.* BMJ. BMJ Group, London 1998

Von Dossow, Vera; Zwissler, Bernhard: *Recommendations of the German Association of Anesthesiology and Intensive Care Medicine (DGAI) on structured patient handover in the perioperative setting.* Springer, Berlin 2016

Von Lengerke, Thomas; Lutze, B.; Krauth, Christian: *Promoting Hand Hygiene Compliance.* Deutsches Ärzteblatt International, Köln 2017

Wegener, Basil; Meyer, Sascha: *Neue Zahlen vorgestellt – Tod durch Behandlungsfehler: So hoch ist die Dunkelziffer.*

Wetzker, W.; Bunte-Schönberger, K.; Walter, J. et al.: *Compliance with hand hygiene: reference data from the national hand hygiene campaign in Germany.* Journal of Hospital Infection. Elsevier, Amsterdam 2016

Literatur und Links

https://news.aviation-safety.net/2017/12/30/preliminary-asn-data-show-2017-safest-year-aviation-history/

http://www.who.int/patientsafety/solutions/high5s/High5_overview.pdf

https://doi.org/10.1016/j.ajic.2016.02.006

https://www.mdk-bayern.de/fileadmin/MDK-Bayern/PDF/2017_Behandlungsfehler-Jahresstatistik_MDS.pdf

https://www.tandfonline.com/doi/full/10.1080/20786190.2016.1254932

http://ec.europa.eu/health/patient_safety/policy/index_de.htm

http://www.tandfonline.com/doi/abs/10.1080/135943299398410

https://www.researchgate.net/publication/226859864_Human_Factors

http://www.clinotel-journal.de/article-id-015.html

http://ejournal.manipal.edu/mjms/docs/Vol1_Issue1/full/6-DoctorsHandwriting.pdf

https://onlinelibrary.wiley.com/doi/abs/10.1002/job.413

https://bmchealthservres.biomedcentral.com/track/pdf/10.1186/1472-6963-14-61?site=bmchealthservres.biomedcentral.com

https://goeg.at/sites/goeg.at/files/2017-09/Ergebnisbericht%20Patientenbefragung.pdf

https://doi.org/10.3238/arztebl.2013.0533

http://annals.org/article.aspx?doi=10.7326/0003-4819-141-1-200407060-00008

https://www.bmgf.gv.at/cms/home/attachments/1/4/5/CH1331/CMS1366277814203/20130502_patientensicherheitsstrategie.pdf

http://www.sciencedirect.com/science/article/pii/S1865921711002789

https://doi.org/10.1097/NCQ.0000000000000197

https://psnet.ahrq.gov/primer/wrong-site-wrong-procedure-and-wrong-patient-surgery

https://lbihpr.lbg.ac.at/de/sites/files/lbihpr/docs/JourFixe_GM/Vortragsunterlagen/jour_fixe2011_pelikanroethlin.pdf

https://www.tuev-sued.de/uploads/images/1448283809266222580763/broschuere-iso-9001.pdf

https://www.ncbi.nlm.nih.gov/pmc/articles/PMC1055294/

http://www.ncbi.nlm.nih.gov/pubmed/29788273

http://insights.ovid.com/crossref?an=01209203-900000000-99458

https://www.researchgate.net/figure/Swiss-cheese-model-Reason-2000_fig7_263315582

http://dx.doi.org/10.1055/s-0033-1344688

http://www.ncbi.nlm.nih.gov/pubmed/27566264

http://link.springer.com/10.1007/s00508-014-0620-7

http://www.ncbi.nlm.nih.gov/pubmed/30003411

http://dx.plos.org/10.1371/journal.pone.0116926

http://safetyinhealth.biomedcentral.com/articles/10.1186/s40886-015-0004-3

http://www.ncbi.nlm.nih.gov/pubmed/27566266

http://www.ncbi.nlm.nih.gov/pubmed/24838725

http://www.ncbi.nlm.nih.gov/pubmed/29701770

https://doi.org/10.1016/J.FJPS.2017.03.001

https://www.patientensicherheit.ch/fileadmin/user_upload/2_Forschung_und_Entwicklung DOKO/Doppelkontrolle_Empfehlung_DE.pdf

http://journals.sagepub.com/doi/10.1177/0046958017744919

https://doi.org/10.3201/eid2209.151440

https://www.patientensicherheit.ch/forschung-entwicklung/room-of-horrors/

https://doi.org/10.1186/s12913-019-3989-1

http://www.nap.edu/catalog/9728

http://www.ktq.de/index.php?id=9

https://www.aps-ev.de/wp-content/uploads/2016/11/04-Trewendt.pdf

http://www.ncbi.nlm.nih.gov/pubmed/9552960

https://www.ncbi.nlm.nih.gov/books/NBK144013/pdf/Bookshelf_NBK144013.pdf

https://doi.org/10.1016/j.jhin.2016.01.022

https://www.bundesgesundheitsministerium.de/themen/praevention/patientenrechte/verbesserung-der-patientensicherheit.html

https://www.abendzeitung-muenchen.de/inhalt.neue-zahlen-vorgestellt-tod-durch-behandlungsfehler-so-hoch-ist-die-dunkelziffer.c22dea4d-a29e-4d59-a417-8d27557cc979.html#:~:text=Sch%C3%A4tzungen%20zufolge%20endeten%20rund%200,festgestellten%20vermeidbaren%20Todesf%C3%A4lle%20durch%20Behandlungsfehler

Index

Symbole

6-R-Regel 50

A

Ad-hoc-Audit 107
Airway fires 88
Allergien 120
ASK me 3 103
ATC-Code 51
Audit 105
Auditfinding 106
Aufklärungsfehler 80
Aufklärungsgespräch 10, 80, 82
Aufklärungsprozess
– Risiken 81

B

Behandlungsfehler 7, 10 f., 118
– Fehlerarten 13
Beschwerdemanagement 43
Blame Culture 95

C

Capacity-Building-Konzept 22
Checkliste für operative Eingriffe 73
Checklisten 118 f.
Checkpunkt
– Sign In 71
– Sign Out 72
– Team Time Out 71

CIRS 34 f.
CIRS-Meldungen 35
Crisis Resource Management 78
Critical Incident Reporting System 19, 34

D

Decision-Support-Systeme 120
Diabetesversorgung 116
Digitalisierung 120
Doppelverordnungen 120

E

Eingriffsfehler 69
Entlassungsdokument 92 f.
Entlassungsgespräch 91 f.
Entlassungsinformation 93
– Risiken 91
– Unterstützung durch IT 94
Entlassungsplanung 91
Ersatzpräparate 47 f.

F

Fallanalyse 44
Feedbackkultur 27
Fehldosierungen 120
Fehlervermeidung 17
Fehlerwahrscheinlichkeit 70
Fieberkurve
– digitale 53
– elektronische 50

Fokusgruppen 41, 43
Fokusgruppenbefragung 41

G

Generika 46
– im Anordnungsprozess 54
Gesundheitsinformationen 92
Gesundheitskompetenz 37
Gesundheitswesen
– Risiken 84

H

Händedesinfektion 67
– Indikationen 65
Händehygiene 65 f., 103
Health Literacy 19
High 5s der WHO 17
High-Alert-Medikamente 56
Hochrisikomedikamente 54
Human Factors 77

I

Identifikation, eindeutige 60
Implementierungsforschung 20
Infektionen, nosokomiale 65
Inhaltsanalyse
– qualitative 42

K

Kommunikation in Notfallsituationen 78
Kommunikationsfehler 76, 78
Komplikation 10, 45
Krankenhausbefragung zur Patientensicherheitskultur 32

L

LA-SA 46, 50, 54
lege artis 80

M

Medikationsfehler 45 f., 55, 58
Medikationsliste 49
Medikationsprozess 47
Medikationssicherheit 48
M&M-Konferenz 78, 95 f.
– Checkliste 100
– Feedback 99
Morbiditäts- und Mortalitätskonferenz 78, 95

N

Nebenwirkung 10
Nosokomiale Infektion 3, 9
Notfallpatienten, unbekannte 60

O

On-Site-Audit 71, 107 f.
OP-Checkliste 14, 69 f., 73 f.
– Fehler 72
– im Sign In 71
Operating Room fires 88
OP-Prozess
– Überprüfung 112

P

Patient Empowerment 19, 62, 102
Patientenbeteiligung 102
Patientenentlassung, Risiken 91
Patientenidentifikation 60, 62, 103
– Fehlervermeidung 63
Patientenidentifikationsarmband 60 ff., 74
Patientensicherheit 5, 17, 19, 27, 96, 115, 121
– im Operationssaal 69
– Überprüfung 105
Patientensicherheitsklima 32
Patientensicherheitskultur 22, 32, 34
Patientenverwechslung 60
Peer-Review-Verfahren 117

Plan-Do-Check-Act-Zyklus 33
Produktaudit 108
Prozessaudit 108

R

Register und Datenbanken 117
Remote-Audit 71, 114
Risiken 48, 57
– im Anordnungsprozess 49
Risikomanagement 22 f., 44
Risikovermeidung 85

S

SBARR-Tool 98
Schadenmanagement 44
Schmerzmanagement, unzureichendes 90
Schmerztherapie 90
Schulungsdokumentation, fehlende 89
Sicherheitskultur 27, 29, 31
Smiley Terminal 38
Speak up 29
Standard Operating Procedures 17
Sturzprävention 103
Systemaudit 108

T

Team-Time-Out 74, 85
Tumorboard 109

U

Übertragungsfehler 120

V

Vermeidung von Hygienerisiken 67
Verordnung, handschriftliche 52
Verwechslung 87
Verwechslungsgefahr 46
– von Medikamenten 50
Vignette
– klinische 29

W

Wechsel von Medikamenten 49
Wechselwirkungen 120

Z

Zertifizierung 23
Zufriedenheitsbefragung 37
Zufriedenheitsindex 39

Der Autor

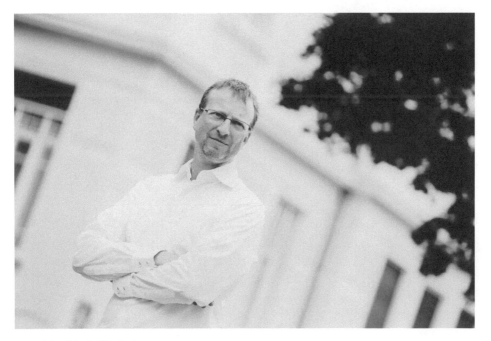

Copyright: Marija Kanizaj

Priv.-Doz. Mag. Dr. Gerald Sendlhofer ist Leiter der Stabsstelle Qualitäts- und Risikomanagement am LKH-Universitätsklinikum Graz, Mitarbeiter der Research Unit for Safety in Health, c/o Klinische Abteilung für Plastische, Ästhetische und Rekonstruktive Chirurgie, der Univ. Klinik für Chirurgie an der Medizinischen Universität Graz, u. a. Präsident der Österreichischen Fachgesellschaft für Qualität und Sicherheit im Gesundheitswesen (ASQS), Lehrender im Bereich Patientensicherheit, und erhielt u. a. 2016 die Auszeichnungen „Österreichischer Qualitätschampion 2015" (Quality Austria) sowie den „European Quality Leader Award 2015" (European Organization for Quality – EOQ).